YOGA SURYA NAMASKAR

una pratica millenaria

Vale Yoga

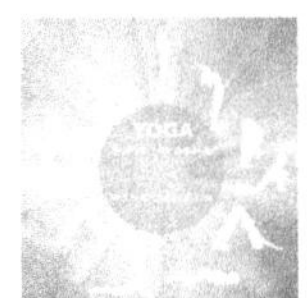

CONTENTS

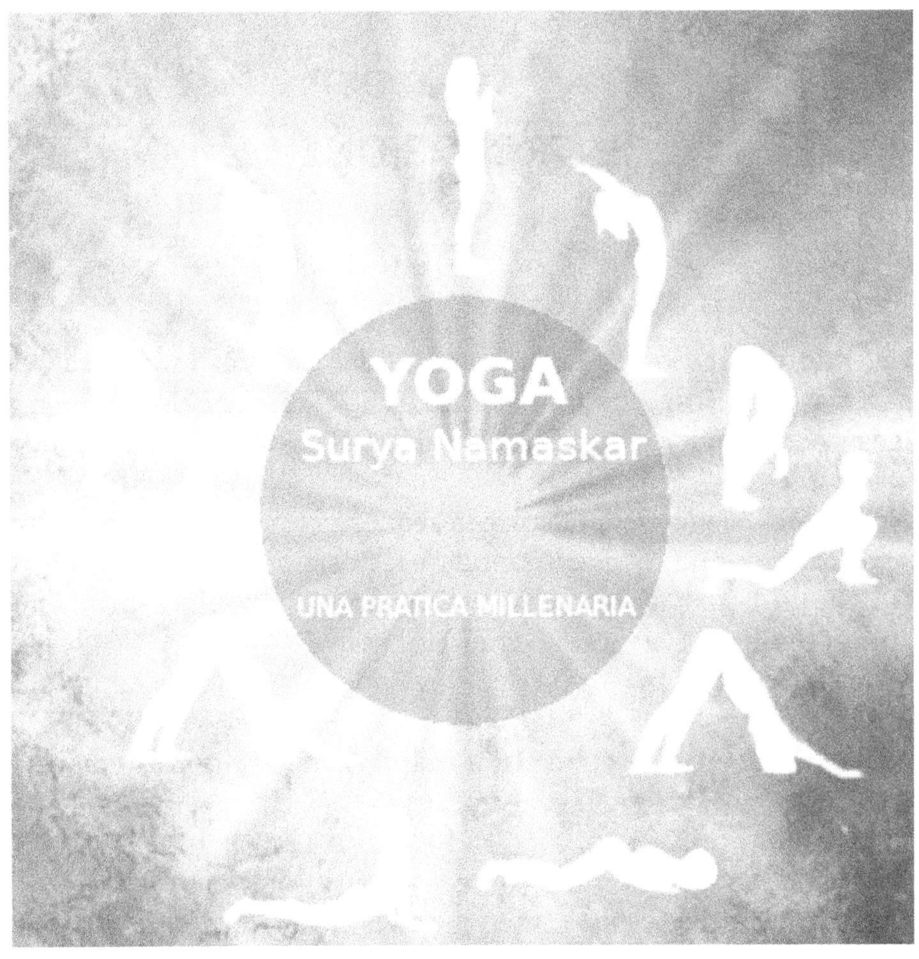
YOGA
Surya Namaskar
UNA PRATICA MILLENARIA

INTRODUZIONE

Nel mio cammino yogico ho sempre dato molta importanza ai saluti al sole. Ho avuto la sensazione che ci fosse qualcosa che mi legava a quei movimenti fino da subito. Ho sempre amato la luce solare che riscalda e dà la vita .

Ho visto i benefici del praticare la sequenza fino dalle prime volte nelle quali indugiavo a comprendere le posizioni .

Ho capito solo più recentemente quanto fossi pigra prima di conoscere lo yoga e mi sono chiesta il perchè.

Proprio io che se "parto" arrivo dove voglio perchè nessuno può fermarmi , ho sempre pensato.

Forse perchè ero troppo persa ai risultati che immediati volevo e che invece non arrivano così con uno schiocchio delle dita come pensavo.

Spesso facevo fatica a camminare , oggi farei chilometri a piedi.

Dalle prime lezioni, che ammetto, ho visto su internet , qualcosa è scattato e non si è più fermato.

Quella sensazione di benessere, quell' ordine delle cose, quel ritmo che riscalda e che ti permette poi di vivere al meglio la giornata.

Il corpo parla, il saluto al sole ci "obbliga" a stare nel "qui e ora" .

Questo ci permette di ascoltarci, di vivere un momento tutto nostro. Non sarà mai una consuetudine anche se i movimenti e le posizioni saranno sempre più nostre perché ogni volta sarà come risorgere, proprio come il sole.

Diventa come una danza, sempre più aggraziata e fluida , alla quale dare più o meno grado di intensità .

Il movimento al fine di trovare la stabilità e infine la stabilità in movimento .

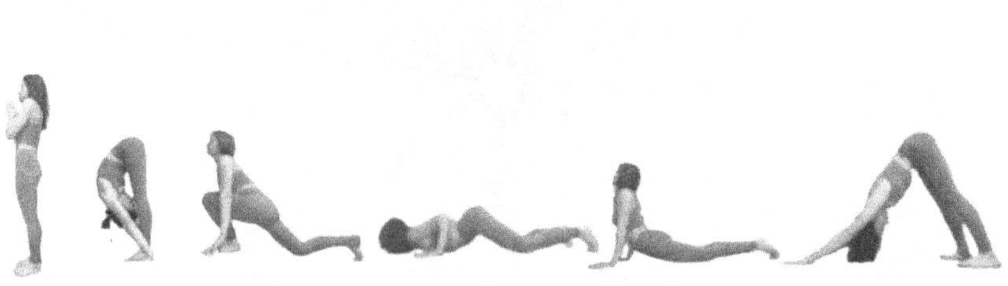

Il legame con la danza è ancestrale, divino, la ciclicità del Surya Namaskar diventa crescere, trasformarsi e ritornare al punto di partenza per dare vita a un nuovo ciclo, così come quelli della vita e dello Shiva Nataraja.

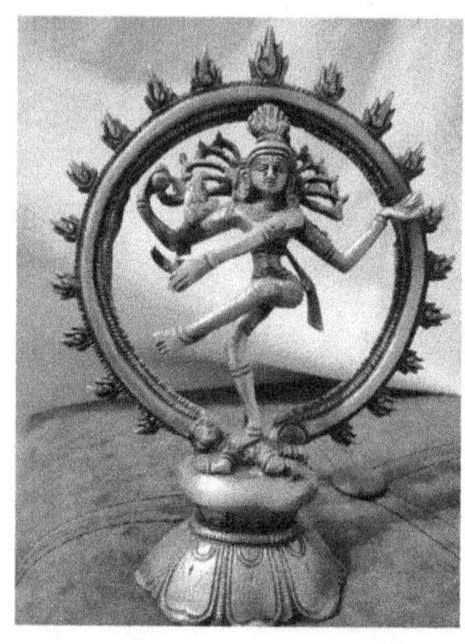

Il ciclo di nascita, trasformazione/crescita e morte è così che le idee nascono, i progetti partono, le idee cambiano si trasformano e se ci accorgiamo di essere nella direzione sbagliata cambiamo strada e ripartiamo da capo.

Il saluto al sole rappresenta il " risveglio " che dà vita alla creazione, quel momento dove l' uno (l 'embrione d'oro) ha dato vita all'universo e tutto il suo ciclo. La vibrazione primordiale, soprattutto se pensiamo al canto dei mantra che nella pratica vedica erano la parte principale. Tutto il nostro essere vibra e risuona, dobbiamo solo iniziare ad ascoltarlo.

A quel tempo avevano già compreso che siamo fatti di vibrazioni e che non può essere altrimenti.

Pensate al risveglio mattutino , quando ci è così difficile parlare e muoverci ma ciò che ci risveglia è il suono, il rumore che attraverso i sensi ci porta in quell' istante in cui suona la sveglia " nel qui e ora" . " Buongiorno " con quella voce che viene dall'oltretomba .

Già perchè dobbiamo riattivarci e uno dei movimenti che facciamo per natura è allungarci verso l'alto proprio come si fa nel saluto al sole inspirando profondamente .

Sono cose ancestrali che nessuno ci insegna e che vengono naturali proprio perchè fanno parte di noi .

Il movimento del saluto al sole, nella sua ciclicità, rappresenta la giornata, in cui attraverso la ripetizione creiamo , trasformiamo fino a tornare a dormire. Come il sole che all'alba sale su per poi fare un namaskara alla terra e anoi quando viene la sera.

Nel nostro tempo consideriamo la " routine " il tran tran quotidiano come una schiavitù poichè per come la percepiamo, lo è . Ma sempre le stesse cose, non è realmente negativo, pensate ad esempio al giorno e alla notte che si susseguono ininterrottamente , ci hanno forse annoiato ?

Il saluto al sole rappresenta quella ciclicità che è la legge naturale dell'universo.

Nella ripetizione dei " ritmi ossessivi la chiave dei riti tribali " come dice Battiato in " Voglio vederti danzare" . La musica è ripetizione, tutto ciò che si crea si ripete così come la vita. Siamo prigionieri della ciclicità ma possiamo esserlo con gioia, vivendo l'autunno così come la primavera allo stesso modo.

La mente " viaggia" altrove nel tempo e nello spazio mentre

il nostro corpo resta qui. La ciclicità non piace alla nostra mente perchè di solito ne è prigioniera di pensieri che possono diventare ossessivi. La mente scappa altrove per non farci provare determinate emozioni e addirittura può liberarci dal dolore quando fantastica di cose che ci aggradano.

Attravero la pratica del Rajayoga come ci descrive Patanjali negli Yoga Sutra si arriva al controllo della mente, alla capacità di dirigere i pensieri. Non significa smettere di sognare, piuttosto sognare nel dettaglio dando vita così alla messa in pratica di quelle idee o allo scartarle finchè non ci saranno gradite. Lo yoga è il cammino che porta alla liberazione, ad essere consapevoli che la ciclicità è la forza della natura non la sua debolezza.

Scopriremo insieme le origini del Namaskar , la sua evoluzione e alcune varianti , come praticarlo e i benefici di questa antica pratica.

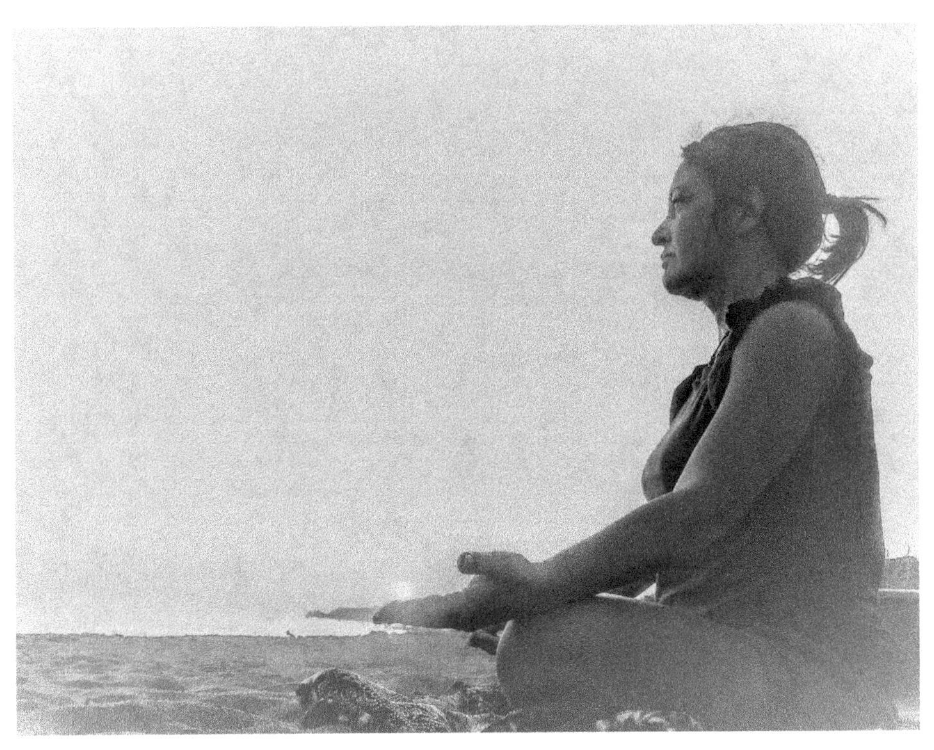

Il sole ogni giorno fa un inchino a noi .

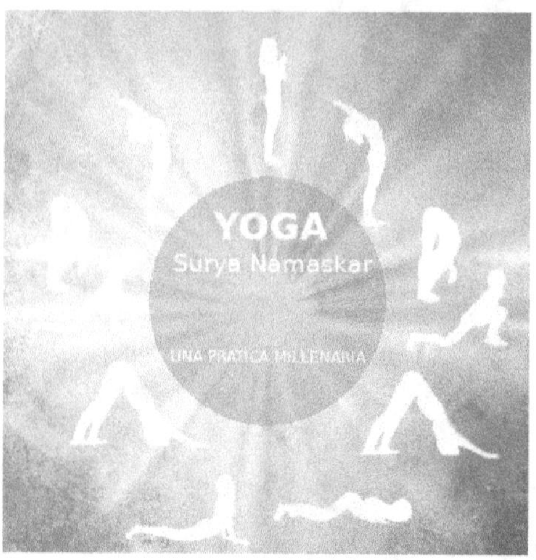

Vaga la mente finché non trova la luce ,quella scintilla di rinnovata freschezza che ci rende possibile demolire i vecchi schemi , vivere il presente e creare il futuro .

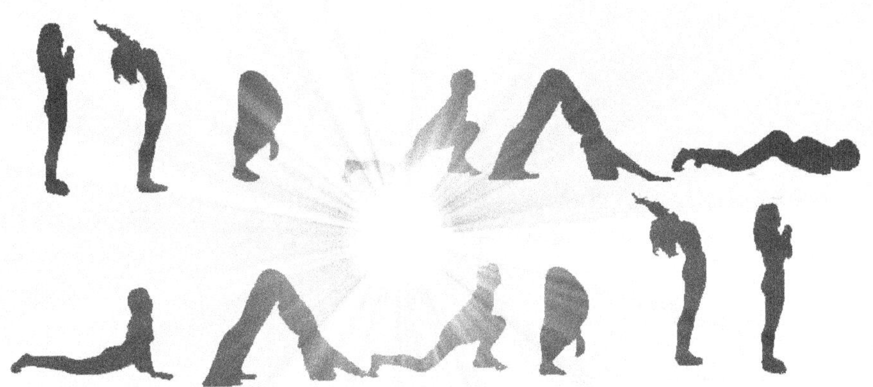

i Raggi del Sole
Il potere del risveglio

LA MAGIA DEL SURYA NAMASKAR

La magia della pratica dei Surya Namaskar e delle altre pratiche di devozione al Sole , Krya e Mantra è la connessione con questa infinita fonte di energia e luce. L'incontro fra respiro (anima) e corpo (materia) ."

Surya Namaskàr deriva dal Sanscrito, l' antica lingua dell' India (Bharat) . Surya significa Sole e Nàmas , inchinarsi , salutare.

Salutare il giorno come nuovo inizio , il movimento in cui chinandoci a terra e strisciando come farebbe un serpente riconosciamo il valore che questa energia ci regala e della quale siamo parte come esseri viventi . Si risvegliano energie bloccate e sopite lavorando su tutti i chakra ed eliminando giorno dopo giorno tossine e blocchi fisici ,
coltivando in questo modo il fuoco interiore e l'energia
vitale. Energia che sopita all'interno di noi ci rende oltremodo chiusi, immobili, pigri.
Non c'è bisogno di ripeterne 108 ma sappiate che questo numero ha a che fare con l'unione di Shiva e Shakti e questo è il numero che definisce la completezza della Creazione.
Già perchè quando si pratica yoga e cosi il saluto al sole ,l' energia Shakti o Kundalini che risiede dormiente alla base della spina si libera pulendo, curando e illuminando il nostro essere fino a salire

su e incontrare Shiva. Shakti è l' energia universale presente in noi di natura femminile mentre Shiva è il suo opposto non manifesto e maschile,

la coscienza .

Tutto ciò che ruota intorno alla Yoga , ha a che fare con la natura.
Il sole, la luna ,e le forze della natura.

I due emisferi , maschio-femmina , yin e yang , la dualità.

Macro e micro cosmo , il buio e la luce.

Siamo soggetti agli influssi degli astri e anche se il concetto può sembrare effimero a chi guarda gli yogini come dei visionari, sappiate che la pratica ci porta all'ascolto e la percezione di queste forze . Se anche bruciassero tutta la conoscenza attraverso lo yoga possiamo condurci nuovamente alla verità.

Cercare un buon scambio energetico ad ogni incontro durante la giornata è la migliore scelta o azione e la pratica della sequenza attraverso il simbolismo degli asana e la percezione ci porta verso questo .

La sequenza da un lato calma il nostro ego, indirizza le nostre energie yang più maschili più solari verso la radiosità e il lato produttivo e dall' altro lato aiuta il risveglio delle nostre energie dormienti ad attivarsi ed emergere.

Nel tantra si usa il lavoro sul corpo per connetterci ed allineare le nostre energie al cosmo , allo stesso tempo , nelle antiche pratiche vediche questo avviene col canto dei mantra e la devozione tipica.

I Rishi , infatti scoprirono che il cosmo è presente in tutte le particelle e anche nel nostro corpo . Quindi macro cosmo e micro cosmo sono la stessa cosa. Tutto ciò che è presente all'esterno e anche presente all'interno.e nel piccolo.

Quando vogliamo comprendere il cosmo possiamo prendere qualsiasi oggetto di esso e meditarci e arrivare a comprendere l'intero cosmo. Questo è il significato della pratica di devozione alla divinità che in questo caso rappresenta la presenza del micro nel macro. Il sole quindi visibile e percepibile con i nostri sensi da immediato accesso alla sua energia.

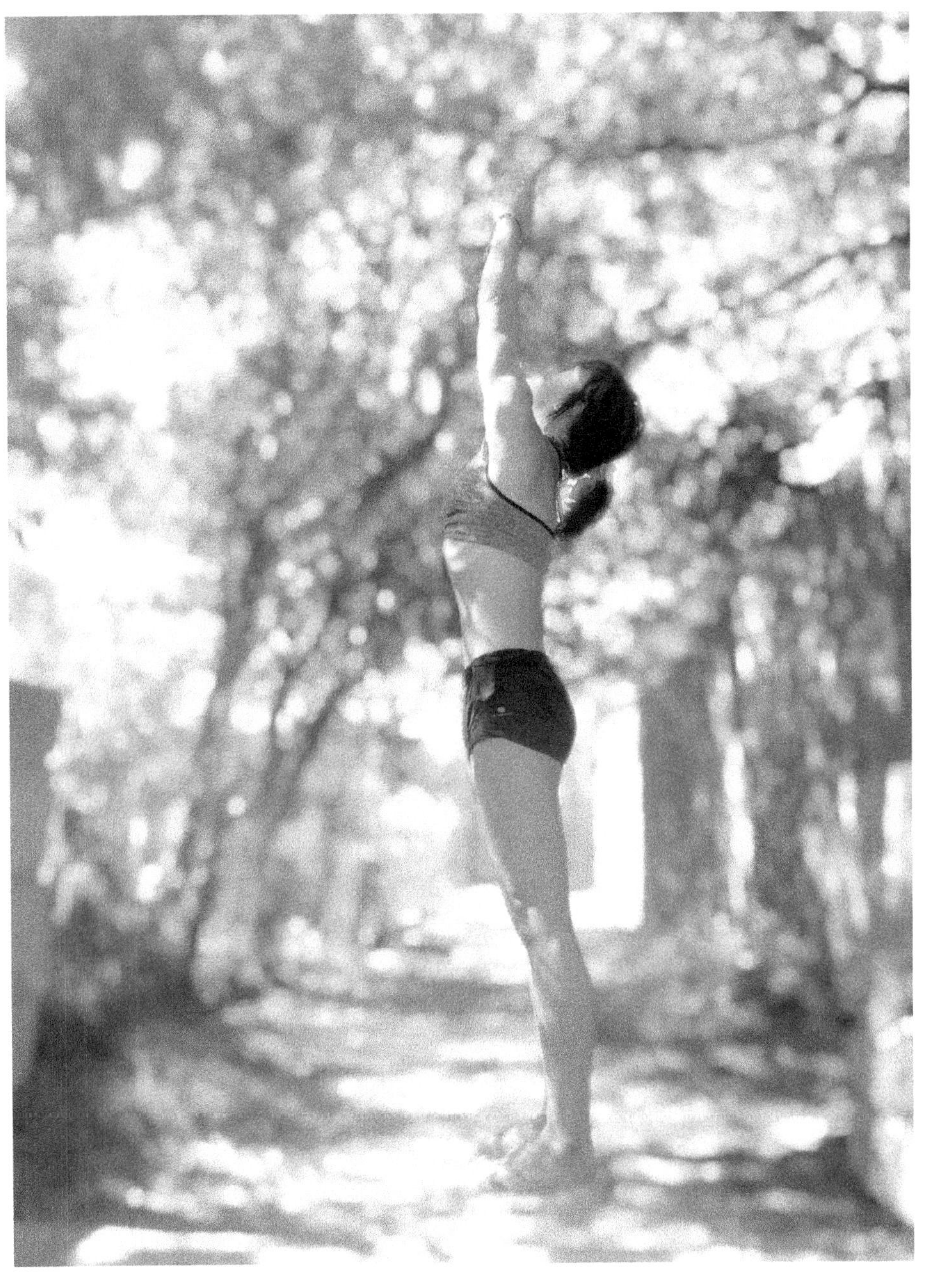

LA STORIA DEL SALUTO AL SOLE

Nelle pagine e capitoli a seguire trovate le origini e l'evoluzione di questa pratica che nasce con i Veda la civiltà che ha abitato l'antica Bharat (India) diversi millenni fa.

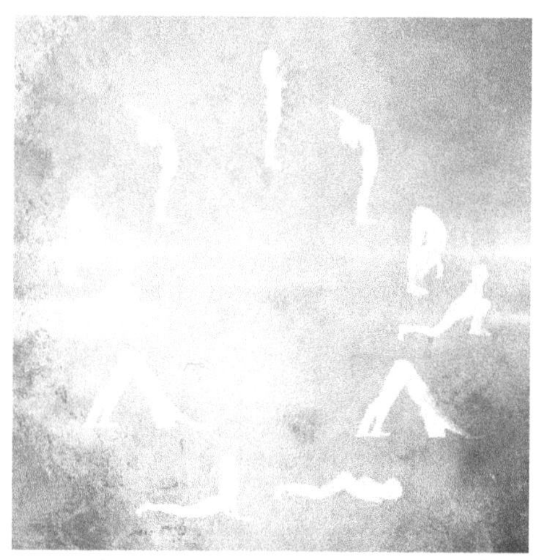

CENNI SOCIETÀ VEDICA

I manoscritti vedici o "Veda" sono la più antica forma di conoscenza .

Il loro vasto patrimonio blibliografico comprende diverse materie . Il loro scopo è quello di rendere la vita dell' uomo in armonia con la natura e al meglio delle sue possibilità .

La società vedica era prospera e all 'avanguardia .

Ci parla di cosmologia, geometria, ingegneria e matematica, astronimia, medicina, spettacolo, filosofia, arte e spettacolo come danza e musica. Tanti hanno attinto dai libri della "conoscenza" per le loro scoperte scientifiche. In quella civiltà scienza e spiritualità erano unite . In questa sede ci soffermeremo solo a visionare ciò che è strettamente correlabile con i Saluti al Sole e lo Yoga che nasce in quel contesto e che a mio modo di vedere ha reso quel contesto splendente di creazione .

Rig Veda

Tante volte gli studiosi hanno tentato di datare i Veda, recenti studi comparando le stelle e i risultati degli scavi parlano di circa 8.000/11.000 anni fa.

Non è comunque possibile, collocare lo Yoga in epoca posteriore alla creazione dell' Universo, poichè esso ne è parte integrante.

Quello che pratichiamo oggi come yoga e asana non è che una parte relazionabile all' uomo mentre lo yoga può essere visto come il collante che lega l'universo a noi e mediante il quale noi ci connettiamo all'universo stesso.

La conoscenza scritta nei Veda e nelle varie altre tipologie di testi arrivate fino a noi si trasferiva da generazione a generazione solo attraverso la memorizzazione. cioè attraverso pratiche di yoga e per connessione con la coscienza universale (purusha) da parte di saggi che riuscivano a connettersi con essa.

Attraverso il focus , quell' insieme di regole che rendono una mente lucida ed abile sono state create teorie che hanno permesso loro di costruire strade , acquedotti, templi , sculture , calcoli matematici e/o studio di stelle e pianeti che solo dopo molti secoli sono stati scoperti altrove.

Per non parlare dell' insieme di filosofie e coscienza del sè e della spiritualità , bagaglio di conoscenza che oggi rappresenta la base e anche il punto di arrivo di tutte le varie tipologie di ricerca interiore.

I Veda e tutta la mole di manoscritti e testi la Bhagavad Gita , il Ramayama e le Upanishads nascono da connessioni con la fonte universale di conoscenza tramite lo Yoga.

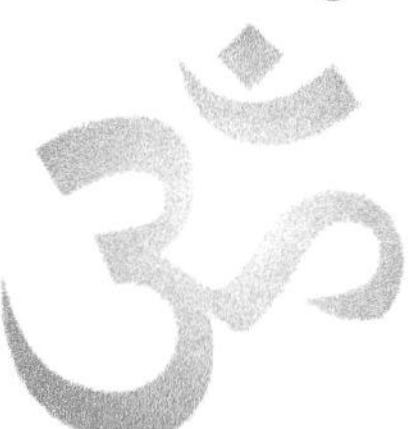

DEVOZIONE AL SOLE

Il culto del sole ha origini antiche come la notte dei tempi , si ritrova ovunque nel passato e arriva fino ai giorni nostri.

Surya la luce suprema in India ma non è il solo nome con cui viene chiamata la divinità .
Tra gli altri nomi, Mitra ,Aditya , Savitar e Ravi.
Il culto del sole in India è risalente all' epoca vedica (diverse migliaia di anni fa).

Il sole viene identificato come Purusha sede della coscienza cosmica e dimora di Brahman, il Creatore.

Nella corrente religiosa Saura , il Sole era la divinità principale (vedasi anche Amsu Bodhini) , mentre in seguito le divinità quali Brahma , Shiva e Visnu (la Trimurti) vennero identificate con il sole e il sole con esse.

Venerare il sole si legge nei Veda porterà al devoto prosperità e salute.

"La faccia dell'ultimo è nascosta da una coperta d'oro.
L'uomo cosmico è là dove c'è il Sole che sono io, Om l'astratto divino supremo " **Yajur Veda Samhita**

Amsu Bodhini
Shastra

BY

MAHARSHI BHARADWAJA

The main points dealt with and established, on the authority of the Shruti, in this Chapter are that Soorya or the Sun is proved to be identical with Brahman, that he is the Lord of creation of this Sweta Varaha Kalpa and that creation of the entire Universe takes place by means of the Agni Shoma Shakti of the Brahman.

E' spesso raffigurato come un Dio che attraversa i cieli con un carro con 7 raggi (le rifrazioni dei colori) , colui che crea il giorno e la notte.

Nel Rg Veda (Saura Sukta) troviamo :

"SuryaAtma Jagatastasthushashcha"

Ill sole è il Dio di tutte le creature che si muovono o che stanno immobili.

In Atharva Veda 13.12.35, il Sole è l' anima di tutte le cose dinamiche e statiche .

L'Aditya Hridayam è un mantra che troviamo nel poema Ramayama al canto 107.

Nel poema Ramayama, il saggio Agastya recita a Rama questo mantra spiegando come incrementare le forze mediante la devozione al sole e poter sconfiggere così il nemico Ravana.

" Cantando l'Aditya-Hridayam (la meditazione al sole nel cuore) che è molto propizia e altamente benefica, sarai vittorioso in battaglia. Questo santo inno dedicato al Dio sole , si tradurrà nella distruzione di tutti i nemici e vi porterà vittoria e felicità permanente ". Ramayama canto 107)

Oh! Signore Surya, sovrano dell'universo, tu sei il rimuovitore di tutte le malattie, il depositario della pace .Mi inchino a voi. Possiate benedire i vostri devoti con longevità, salute e ricchezza. Anche il Veda , anche gli altri sacrifici , anche il frutto di questi altri sacrifici , essendo la causa della azioni, il Sole è signore , di tutti in tutti i mondi . (estratto dall' Aditya-Hridayam)

Aruna Prasnam (Surya Namaskara) è invece considerato il mantra più significativo fra quelli dedicati al sole insieme al Gayatri. Si trova nel Taittiriya Aranyaka (Yajur Veda) .

Quando viene recitato si offre fra le altre cose , un namaskaram (inchino o prosternazione completa), rivolto a Est(Surya Bhagwan) alla fine della recitazione di ogni paragrafo o in alternativa alla fine di ogni capitolo a seconda delle condizioni di salute della persona .
Ritroviamo i rituali di devozione al sole quindi nel Rig Veda, Atharva Veda (Surya Upanishad), Yajur Veda e nelle Upanishads e altre forme di manoscritto indiano.

"Ascendendo dalle tenebre della morte al signore , di tutti in tutti i mondi firmamento più alto,a Surya (il sole) , il Dio fra gli Dei, abbiamo raggiunto la luce più alta ". Atharva Veda VI ,53. Preghiere per una lunga vita.

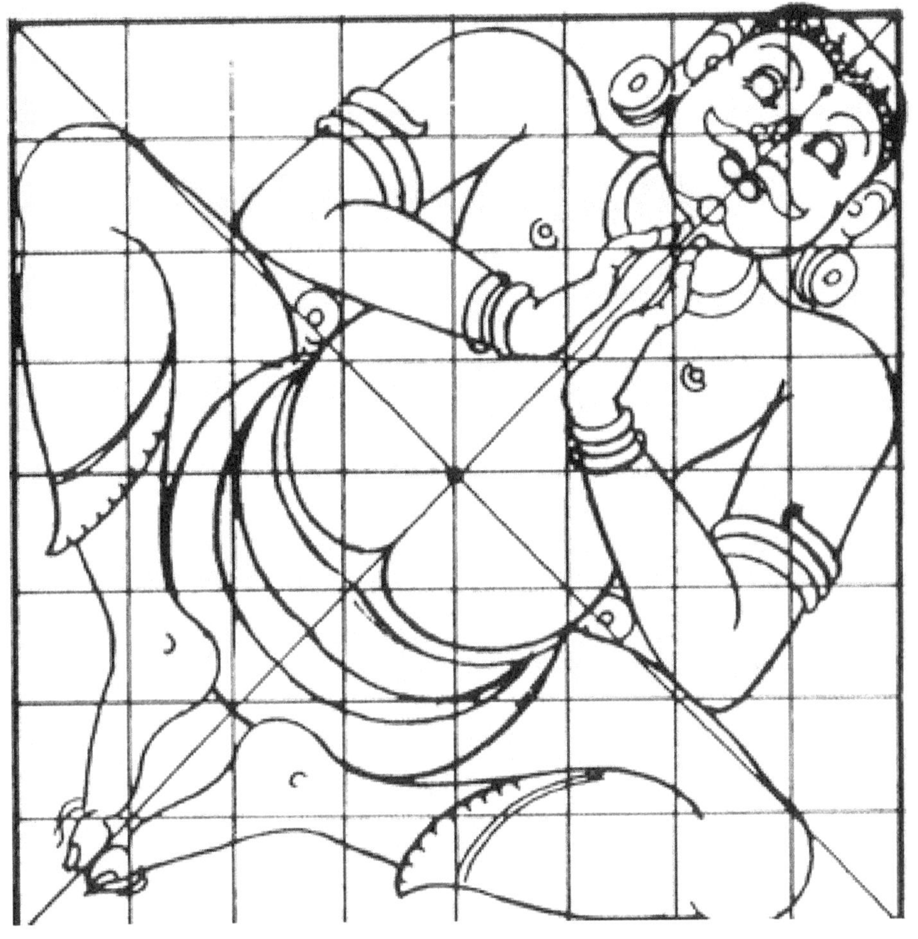

GAYATRI MANTRA

Uno dei riferimenti nei Veda più importanti relativo al sole è il Gayatri Mantra.
Il Rg Veda è infatti il Veda più antico.

"tat savitur varenyam , bhargo devasya dhimahi, dhiyo yo nah Pracodayat ". Rg Veda Samhita 3.62.10.

Il mantra si completa con "Om Bhur Bhuva Swaha " che troviamo del Taittiriya Aranyaka 2.10 e 2.11 . e si ritrova completo nella Chandogya Upanishad III 12. 1-9 e nella Brihadaranyaka Upanishad V.14 1-8 .

La recitazione di questo mantra fa parte del Sandhyaavandanam pratica di devozione al sole da fare 3 volte al giorno in cui sono compresi inchini e prostrazioni alla divinità solare .

Questo mantra nel titolo contiene parole che possono essere tradotte con tutto ciò che conserva , protegge l'energia vitale . Lo ritroviamo anche nella Bhagavad Gita dove Krishna lo definisce il mantra più importante.
Vishmamitra ne fu il compositore dopo che grazie ad anni di penitenza e meditazione riuscì a ottenere la qualifica di saggio e

fu il compositore di gran parte dei versetti della terza parte del Rg Veda.

Ci sono diversi significati del mantra ma è chiaro il riferimento allo splendore della luce solare .

"Possa la contemplazione della luce solare illuminare e guidarmi nel presente ,passato e futuro".

ॐ भूर्भुवः स्वः । Om Bhur bhuva swaha

तत् सवितुर्वरेण्यं । Tat savitur Varenyam

भर्गो देवस्य धीमहि । Bhargo Devasya Dhimahi

धियो यो नः प्रचोदयात् ॥ Dhio yo nah Prachodayat

I PILASTRI DELLE SCIENZE VEDICHE

Non possiamo dividere Yoga e Ayurveda , piuttosto che la filosofia Samkya e lo Yoga . Come non possiamo dividere lo yoga asana dalla scienza vedica.
Magicamente formano un tutt'uno e una moltitudine.

La natura è lo stato naturale delle cose con cui la coscienza universale si manifesta e solo vivendo in armonia con essa l' essere umano può vivere al meglio.
In armonia fra emisfero destro e sinistro , fra uomini e donne, fra materiale e spirituale , fra movimento e stasi.

Le qualità o "Guna" : Tamas, Rajas e Sattva. sono manifestazioni della natura. Prakriti, la grande madre, esprime la diversità che caratterizza la creazione con queste qualità 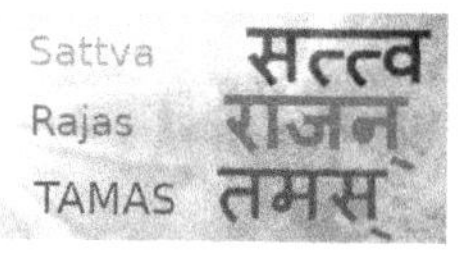

che si ritrovano nell'universo manifesto espresse tramite la creazione.
In ognuno di noi sono presenti queste qualità per l'ayurveda a seconda della nostra costituzione fisica alcune di essere sono predominanti ma durante una giornata passiamo da uno stato all' altro.

Molto in breve, Tamas ha a che fare con l'inerzia e il decadimento , Rajas con l'attività e con lo spreco di energia , Sattva è l'equilibrio e l' introspezione.

In relazione al saluto al sole possiamo definirci tamasici al mattino quando per natura le nostre energie sono scarse . Il saluto al sole ci sposta verso Rajas attraverso il movimento dove attraverso la connessione al centro , il flusso energetico si attiva e ci spostiamo ancora verso Sattva trovando così equilibrio e armonia ed evitando così di disperdere energie ma anzi farle nostre per poi utilizzarle al meglio quando ci servono.

Ed ecco che facendo nostri questi concetti e comprendendo al meglio come praticare , un movimento ginnico del corpo si trasforma in Yoga.

Tutto ciò in cui è presente azione, devozione ,concentrazione , vibrazione è yoga e il Surya namaskar ne rappresenta uno strumento perfetto.

Ci sono due tipi di esercizio fisico raccomandati dall' ayurveda uno di tipo cardio/aerobico e il Vyayama che significa fare esercizio fisico e ottenere energia.

Le tre forme di esercizio consigliate come Vyayama sono il Saluto al sole, il pranayama e lo yoga asana. La scienza dell'esercizio fisico ha quindi radici nell'Ayurveda e in testi come Caraka Samhita ,Astanga Hrdyayam come metodo di prevenzione delle malattie e per il corretto mantenimento della salute. Dinacharya ovvero un regime giornaliero di pratiche atte a mantenerci in salute.

Alcune di esse sono pratiche di pulizia presenti come Nyama negli Yoga Sutra di Patanjali.

Sattva
Rajas
TAMAS
सत्त्व
राजन्
तमस्

UNA PRATICA DI DEVOZIONE

La pratica odierna del saluto al sole era in origine una pratica religiosa e un dovere quotidiano.

Una puja, Panchaayatana in cui ogni giorno nelle case indiane si venerano le divinità compreso il Sole, con inchini, offerte e mantra.

Dovremmo prendere ispirazione dal sole e lavorare costantemente per il bene dell'umanità, in modo che la pace e la prosperità prevalgano ovunque. Sama Veda

Un Nitya Karma , un attività quotidiana e si ricollega al Karma yoga, lo yoga dell' azione e al Bhakti o yoga dela devozione. Le attività quotidiane possono essere viste come una parte integrante anche della pratica yoga poichè sono Nyama. (Yoga Sutra Patanjali)

Il Surya Namaskar è quindi una pratica che combina Bhakti e Karma oltre ad essere un kriya yoga (una sequenza di purificazione).

Durante le varie invasioni subite dal 'India sono stati distrutti tanti templi, manoscritti e interi lignaggi.
In epoca di invasione britannica e ancora prima portoghese sono stati messi al bando lo yoga , l'ayurveda, la danza e le arti marziali. Queste arti che migliorano mente e corpo facevano paura agli invasori. Molta della conoscenza è andata perduta , per nostra fortuna alcuni maestri hanno proseguito in segreto e si deve a loro se lo yoga sia arrivato fino ai giorni nostri.
Bisogna poi anche ricordare che la pratica yoga si insegnava da maestro a studente secondo appunto lignaggi diversi da zona e zona .

Atman : il termine compare per la prima volta nel Rgveda dove si indica come essenza ,soffio vitale qualunque cosa identificabile nel sole .

Il namaskar inteso come pratica yogica si trova soprattutto nel "tantra" e in testi detti "Agama" .

Il dibattitto su quanto siano "vecchi" i saluti al sole ha infiammato il web e gli ambienti degli studiosi negli ultimi tempi. Essendoci una varietà di stili e tradizioni molti descrivono lo Yoga asana come pratica minore. Questo anche perchè nei Sutra di Patanjali , ci sono poche spiegazioni in relazione alla pratica delle posizioni.

L'origine di questa pratica è materia di dibattito fra gli studiosi perchè non ve ne è traccia nei libri più noti di epoca medievale come l' Hatha Yoga Pradipika.

The
Hatha Yoga Pradipika

The Original Sanskrit
Svatmarama

Ho fatto numerose ricerche e la mia opinione è che le pratiche di devozione al sole erano effettuate come doveri quotidiani da tutti e non solo dagli yogi sebbene non nella stessa forma di oggi. Nel tantra e nell' Hatha Yoga medievale si trovano riferimenti ai saluti al sole, ma le radici di questa pratica son ben più antiche poiché essanasce con i Veda e il significato stesso che davano al Sole.

La spiegazione è senz' altro molteplice. Da un lato parte della conoscenza scritta è andata perduta così come parte delle rappresentazioni in forma scultorea dei templi.
Da un lato la pratica fisica non veniva scritta nei testi che più che altro si occupavano di filosofia piuttosto che di descrivere gli asana. Le varie tecniche erano spiegate direttamente agli allievi.
Un altro motivo per cui non la troviamo scritta nei libri che trattano di yoga è secondo me riferibile al fatto che si trattava di un inchino di devozione che come abbiamo visto veniva praticato per la divinità come dovere religioso ed era riferibile a una attività prettamente vedica e in epoca successiva si sono generate correnti filosofiche diverse che si sono discostate dai Veda.
Solo successivamente è stato integrato alla pratica yoga così come lo facciamo oggi perchè lo yoga è andato oltreoceano dove viene praticato aldilà della religione.
Lo yoga è al di sopra delle differenze di credo infatti.
La sequenza è stata inserita nel '900 come "riscaldamento" proprio perchè i grandi maestri del tempo si erano accorti che questa

pratica ripetuta su base quotidiana aveva regalato agli orientali corpi ben più agili di quelli degli occidentali che avevano avuto modo di conoscere.

Se torniamo al periodo delle invasioni dove lo yoga era vietato dobbiamo pensare al valore di quegli uomini di fine 800 che per mantenere vivo e rendere accessibile a tutti lo yoga hanno utilizzato il suo lato "benessere" per trasferirlo in occidente.

Tr. O *pārvati* ! One who denounces an adept of *yoga* and science of *yoga*, is like a demon on the earth. 70.

गोधूमशालियवषष्टिकशोभनान्नं[3]

क्षीराज्यमण्ड[4]नवनीतसितामधूनि ॥

शुण्ठीपटोलफलपत्रज[5]पञ्चशाकं

मुद्गादिदिव्यमुदकं च यमीन्द्र[6]पथ्यम् ॥ 71 ॥

particolare dall' Hatha Yoga Ratnavali in cui si evince che la pratica yoga era segreta a quel tempo nel 17 secolo.

D'altra parte è vero che la civiltà dei Veda era improntata sul progresso degli individui e il benessere della società. Quindi se da un lato l' occidente avesse e ha un enorme bisogno di risveglio spirituale utlizzare lo yoga asana come un cavallo di Troia è stata la motivazione che permise allo yoga di essere non solo riammesso ma anche di
diventare popolare. I discorsi filosofici di Vivekananda toccarono poi gli animi e fu cosi che si creò molta curiosità su questa disciplina .

Già in precedenza rispetto al libro di Pant in alcuni libri di yoga e tantra del medioevo troviamo fra i Nyama , la recitazione di mantra , la pulizia personale e il namaskar, come nel manoscritto

Hatha yoga Ratnavali del 1600 e nel Naradiya Samhita (prec al 12 secolo)

Come abbiamo visto queste pratiche andavano fatte a prescindere e comunque prima della pratica yoga. Anche nel Vasistha Samhita , troviamo il rituale da fare ogni giorno che comprende il namaskar alla divinità e il traduttore dell'epoca si domanda perchè in altri testi queste non siano menzionate dandosi la risposta che magari gli autori non si ritenevano aderenti ai Veda.

HAṬHARATNĀVALĪ

(A Treatise on haṭhayoga)

of

ŚRĪNIVĀSAYOGĪ

स्नानं शौचं व्रतं¹ सत्यं जप²होमश्च तर्पणम् ॥
तपोदान्तिस्तितिक्षा च नमस्कारः³ प्रदक्षिणम् ॥
व्रतोपवासकाद्याश्च कायिका नियमाः स्मृताः ॥ 4 ॥

snānaṃ śaucaṃ vrataṃ satyaṃ japahomaśca tarpaṇam //
tapodāntistitikṣā ca namaskāraḥ pradakṣiṇam //
vratopavāsakādyāśca kāyikā niyamāḥ smṛtāḥ // 4 //

Tr. Bath, cleanliness, vow, truthfulness, recitation (of *mantras*), fire worship, libation of water, penance, self-control, endurance, reverential salutation, circumambulation, observance of vows, fasting etc.—are the *niyamas* for the body. 4.

Note: *śrinivāsa* introduces *aṣṭāṅgayoga*, but he has given only *niyamas* under two heads as *mānasa-niyama* and *kāyika-niyama*. He does not elaborate on *yamas* and *niyamas* separately. He has included *yamas* like *ahimsā* and *brahmacarya* in the *mānasa-niyamas* while *satva* in *kāyika-niyamas*. The *niyamas* like *śauca*

25

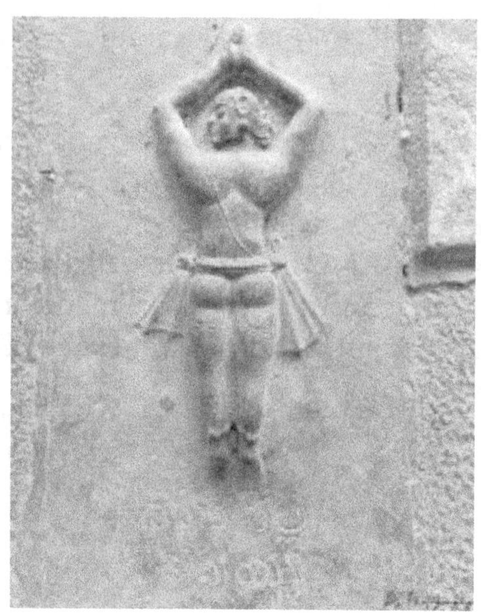

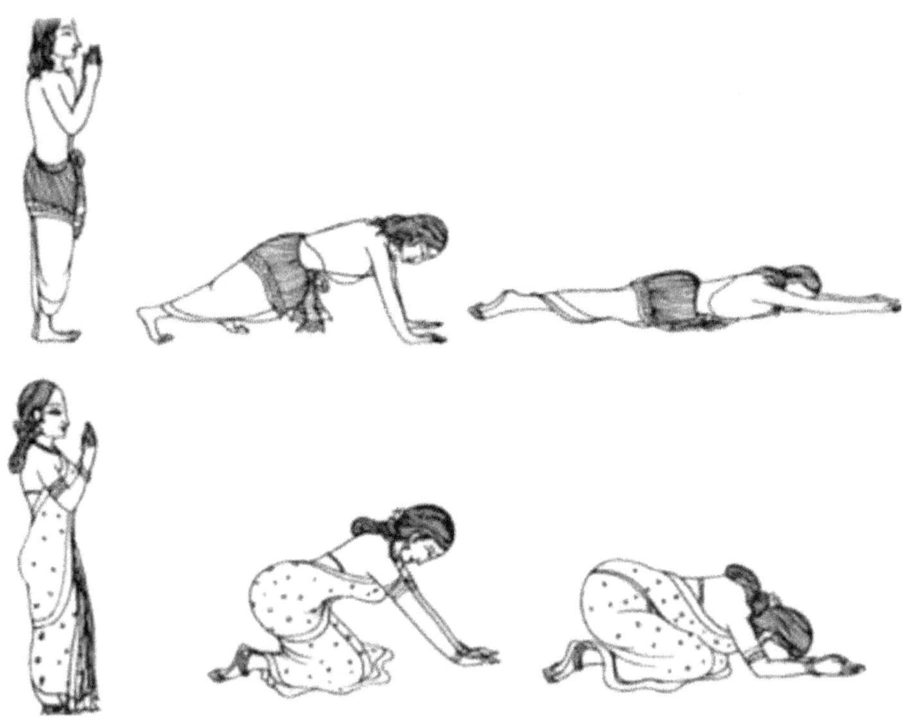

*Il Dandavat come inchino di
devozione alla divinità*

Nei testi antichi ho trovato il namaskar con i nomi che trovate
sotto .

Studiando la parola Namaskar sappiamo che significa rendere
omaggio alla divinità che riconosciamo nell' anima che abbiamo
davanti. Il saluto può essere fatto in
piedi giungendo le mani in Anjali Mudra e/o sotto
forma di inchino.

sahtanga dandavat
dandavat pranam
Sashtanga namaskar
Panchanga Namaskar
Sashtang Pranam

Sono tutti modi diversi di chiamare questa forma di inchino a seconda se svolto a terra con 5 o 6 o 8 parti etc.

Sashtanga : otto parti del corpo che toccano terra
Dandavat : mentre si esegue una puja cadere a
terra come un bastone .

Pranam ha lo stesso significato di Namaskar . Sono
tutti modi di chiamare la prostazione a terra,

Prostrarsi a terra in segno di devozione con otto parti del corpo , 2 piedi , 2 ginocchi ,2 palmi ,torace e la fronte.

Si tratta del a posizione che oggi chiamiamo
Ashtanga Namaskara o Namaskara asana e cha sicuramente avuto orgine da queste prostrazioni.

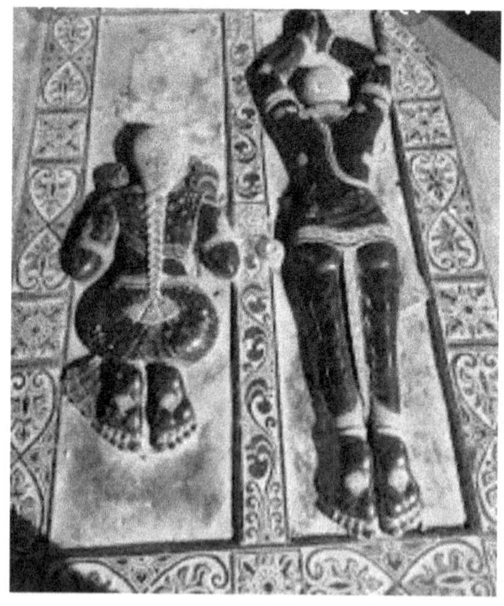

Essa è una forma di inchinio in forma di reverenza anche di fronte a saggi, sacerdoti e le persone anziane.

La reverenza verso qualcosa che ci piace , ci appassiona del quale ci sentiamo "devoti" si mostra anche oggi con la stessa gestualità fisica, "mettersi bocconi" ,"Strusciare per terra" etc, ed è evidente come forma di abbandono di qualsiasi forma di ego, di devozione e purificazione in cui ci facciamo piccoli e dimostriamo umiltà.

Nello Shiva Purana (VI sec. dC) si trova più volte menzionata la prostrazione con 8 parti del corpo a terra in reverenza e per ottenere la benevolenza di Shiva.

Viene chiamato namaskara o danda pranama o ashtanga pranama. Shiva è anche considerato l'energia
presente nel Sole e nella Luna .

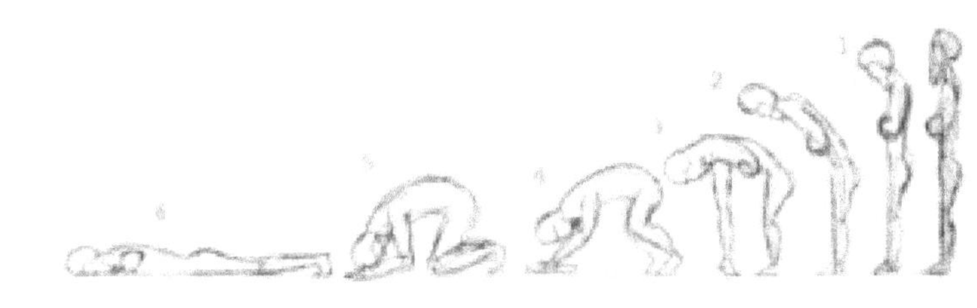

Diversi gradi di prostrazione fino a arrivare alla prosternazione (presenti nelle varie religioni e parti del mondo)

Dal Narada Purana Parte 1 (trad. Ancient Indian Tradition And Mythology)

> *Tarpaṇa* rite as ancillary to ablution and then sip water in the
> *Ācamana* rite. Thereafter, he should offer *Arghya* to the Sun.
> *Sandhyā-Vandana* (*The Twilight Prayer*)

cap. 27 troviamo alcune pratiche da fare ogni giorno e più volte al giorno,, una di queste è la meditazione al sole che contiene offerte , la recitazione di svariati mantra ,tra cui il Gayatri e poi rendere omaggio con un namaskara. Dice anche che questi rituali devono essere fatto a pena di essere esclusi e considerati peccatori.

> 66. If the rites enjoined for the day are left unperformed due to oversight or negligence, he should perform them in due order in the first *Yāma* (three-hour-period) of the night.
>
> 67. The twice-born person of knavish disposition who does not perform Sandhyā worship even when there is no emergency, should be known as a heretic. He is excluded from all Dharmas.[16]

> 61. He should thus perform the *Japa* according to his ability and dedicate the same to the Sun-god. He should then offer two water-oblations with cavity formed by joining together both the palms of hands (*añjali*), to Gāyatrī and the Sun-god.
>
> 62. With the Mantra *Uttame Śikhare* (TA.10.30.1) etc. he should ritualistically bid good bye to her (Gāyatrī). (He should say) "Do go respectfully on being permitted by Brahmā, Īśa and Hari."
>
> 63. With palms joined in reverence, he should bow down to the quarters and the guardian deities of the quarters.[15] Thereafter, he should perform the other rites prescribed for the morning in accordance with the injunctions.

40. Kailāsa: It is said to be the centre of the Himālaya region, *Mat.* Ch. 121 ; it is identified with a peak of the Hemakūta mountain : S. M. Ali : *The Geography of the Purāṇas* P. 57-58. It is called Śiva-parvata and Gaṇa-parvata and is situated to the north of Mānasarovara.—*Sk.* I. ii. 8. 15; I. iii u. 4.14 ; II. 1.5. 76.

41. Daṇḍa-praṇāma: It is the same as the aṣṭāṅgapraṇāma which is performed by prostration of the eight parts of the body ; the eight parts being the hands, breast, forehead, eyes, throat and the middle of the back.

75. The deity Śiva shall be eulogised lovingly with various hymns. Then the devotee shall circumambulate around Śiva by and by.

76. Then he shall perform prostration with the eight limbs touching the ground many times. He shall then offer handfuls of flowers with great devotion repeating the following mantra.

77-83. O Śiva, whatever I have done by way of worship etc. with or without sufficient knowledge for Śiva the great lord, in order to secure His satisfaction shall be fruitful by your grace. O Mṛḍa, I belong to you. My vital airs are

33. The wise devotee shall then perform the Pradakṣiṇā (circumambulation) with the mantra "Mā No Mahāntam[133]" and the intelligent one shall perform Sāṣṭāṅga (eight limbs touching the ground) prostration with the mantra "Mā Nastoke[134]" etc.

Shiva purana

FONTI tantriche sul saluto al sole

"Successivamente, Egli [ingaggia] il più grande strumento di Siva, il Dandavat – la sequenza rituale (vidhih) più desiderabile del Dio di tutti gli Dei – in cui ci si prostra [gradualmente] verso terra."
Nilakantha (1445- 1555) Kriyasara

"Lo Yogin dovrebbe recitare il mantra, mentre balla attraverso le pose del Namaskara. Alza le braccia in aria ,prende Anjali Mudra, discendendo verso la terra , forma la forma di un bastone (danda) ; dovrebbe venire a terra , e risorgere da essa come farebbe in modo naturale un cane . Dopo aver fatto la sua offerta , si alza dall'asana muovendosi nella direzione successiva attorno al 'Asse del Mandala ."

Dal Naradiya Samhita (prima del 12 esimo secolo)

Per quanto riguarda le origine tantriche del saluto al sole sappiamo che Krisnamacharya (uno dei padri dello yoga moderno) cita le sue fonti fra cui il Naradiya e il Rudrayamala Tantra. In questi manoscritti si ritrovano i rituali e pratiche giornaliere chiamate yoga Vidhi .

"Attraverso il glorioso potere di Shiva, impregnato nel proprio corpo, cuore e anima attraverso la sequenza di prostrarsi da e verso la terra in una serie di posture daṇḍa (piegarsi), si diventa un Rājayogī, un Re (o Regina) del vivere su questa Terra." - Neelakantha, da 'Essenza dell'Azione Rituale' (Kriyāsāra), ca. 1350 d.C

Nel tantra shivaita la (bhakti) devozione a Shiva si fonde con la pratica yogica e la danza (Shiva è Danza) con il risultato che i namaskara al sole e alla luna sono vere e proprie forme di danza oltre che di Hatha Yoga e questo
spiega il Vinyasa dove il movimento si fonde con il respiro e le sue radici tantriche.

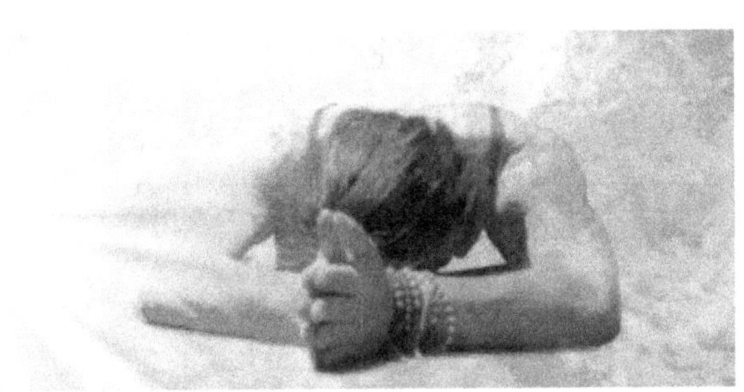

.

Sviluppo

Il moderno saluto al Sole si è modificato nel corso dei secoli a seconda delle scuole e tradizioni , dalla forma
religiosa a quella che pratichiamo oggi.

Dello yoga ne è comunque parte integrante .

E' una pratica di Bhakti , Karma , un Krya , un dovere verso noi stessi in cui purificandoci, ci arrendiamo alla potenza della natura, al Sole che ci dona energia e salute .

Se fatto all' alba e in natura acquista ancora più significato per far risplendere "la divinità che è in noi ".

Come leggiamo nel libro di Janita Stenhouse (Sun yoga
2001) se ne conoscono 25 versioni, ma in realtà sono molte di più. Quindi se in una classe di yoga ne trovate una versione che non conoscete non stupitevi e fatene tesoro.

Nel Kalariyapattu, una forma di arte marziale antica
come lo yoga si trovano i "dands" o push-ups del kalari.

Questo movimento riportato in voga dal ' attore di
Bollywood Vidyut Jammawal è un movimento ginnico dal quale si effettua il classico passaggio da cane a faccia in giù a cane a faccia in sù, eseguito in una forma più intensa. Movimento nato per irrobustire il corpo.
Le arti marziali sono attività spirituali in India che in passato erano riservate a Re e guerrieri . Durante le
invasioni britanniche yogi e wrestlers si "allenavano" per
opporre le forze nemiche .

E' affascinante pensare che i push- up del kalari siano nati da semplici namaskar e che anche i saluti al sole siano nati nel a stessa maniera e durante i secoli mescolati fra loro .

Le arti marziali nascono con i Veda e si trovano nel Dhanur Veda.

Come vedremo il più grande sostenitore del "Surya Namaskar " fu il Raja di Aundh il quale seppur non descrivendo le origini dice che è una pratica antica che deriva da doveri religiosi.

Già nel 1600 sappiamo che Samarth Ramdas filosofo e il sovrano Shivaji praticavano una versione di saluto al sole
molto energico per allenare le truppe di soldati che
dovevano difendere il paese.

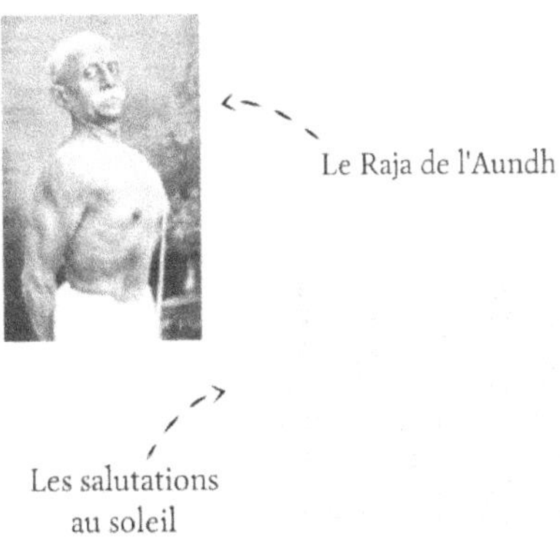

Le Raja de l'Aundh

Les salutations
au soleil

Il primo libro interamente dedicato al saluto al sole
si deve al Raja di Aundh come già detto grande sostenitore

di questa pratica. (Shrimant Bhavanrao Pant Pratinidhi (1868-1951) . Egli rese questa pratica obbligatoria nelle scuole del suo regno, pubblicò una prima versione nel 1908 poi tradotta in inglese nel 1928/9 . **The ten-point way to health - Surya Namaskars** .
Contribuì a divulgare questa pratica all' estero inviando successive pubblicazioni e filmati.

In questo libro oltre a descrivere la pratica ne descrive tutti i benefici.

Definisce questa pratica adatta a tutti compreso bambini e donne descrivendo il "ringiovamento" della moglie dopo anni di pratica, così come il miglioramento delle condizioni di salute di chi lo praticava.
Descrive le posizioni (manca Hasta Uttanasana) e dice che va praticato tutti i giorni accompagnata dai mantra o bija mantra .

Om Hram
Om Hrim
Om Hrum
Om Hraim
Om Hraum
Om Hrah

Bija Mantra
Hram
Hrim
Hrum
Hraim
Hraum
Hrah

Nel 1927 scrisse per il Times of India: "La grande

particolarità ed importanza della pratica del Namaskara consiste nel fatto di poter essere eseguito in qualsiasi ora, in qualsiasi stagione a tutte le età e sia da uomini e donne ".

Nel libro di Pant Pratinidhi si descrive un saluto al sole molto simile a quello poi praticato da Sivananda(1887-1963) e il suo allievo Vishudevananda(1927-1993) chiamato oggi "tradizionale" . 6 posizioni ripetutute due volte, 12 come i nomi che ha il Sole e 12 mantra.

Il direttore di educazione fisica dell' Ashram di Sri Aurobindo a quel tempo menziona nelle dispense che un ciclo di Surya Namaskar consiste nella ripetizione di dieci o 12 asana attraverso i quali si ottiene un buono stretching e esercizio per tutto il corpo. Il corpo diviene agile e forte . Il Saluto al sole è un sistema di esercizi per tutti gli individui.

Anche il figlio del Raja Pant scrisse un libro che pubblicò nel 1970 dove si da enfasi al lato salutare di questa pratica che lo curò da una brutta broncopolmonite quando era piccolo .(Surya Namaskar - lo yoga del sole - Apa P. Pant)

Successivamente troviamo la sequenza in " Yoga Makaranda" il nettare dello yoga del 1934 di Krishnamacharya.

Al tempo di Sivananda e Krishnamacharya ,anche grazie alla popolarità dei loro allievi che sono diventati gli insegnanti di fama internazionale che tutti conosciamo, il saluto al sole è diventato parte integrante di tutti gli stili di yoga.

Andrè Van Lysebeth frequentò entrambe le scuole dei due maestri (Sivananda e Krisnamacharya) e ha scritto libri e dispense sulle varianti del saluto al sole.

Il saluto al Sole di Sivananda è quello oggi utilizzato ufficialmente dall' India e che viene praticato durante la giornata internazionale dello yoga.

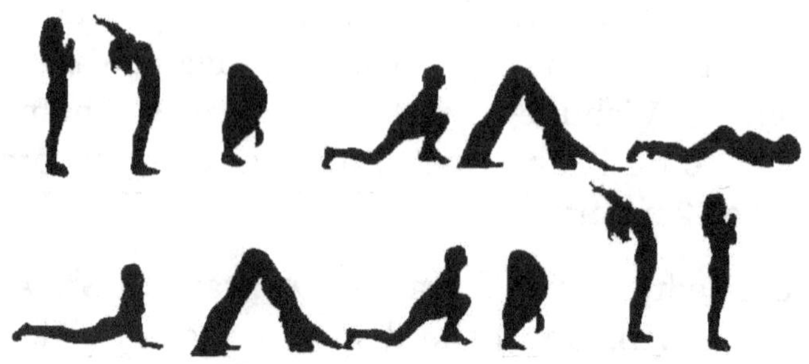

Alcune posture si ritrovano già nei manuali di testo più antichi, come Bhujangasana che è un asana fondamentale della Gheranda Samhita datata 1650 dc.

Adho Mukha Svanasana che si trova nel testo della Malapurana datata 1750 dc .

Uttanasana (Yoga Rahasya di Sri Nath Muni tradotto da Desickachar)

Il saluto al Sole B dell' Ashtanga Vinyasa (Pattabhi Jois allievo di Krishnamacharya) non è altro che un misto fra
le antiche pratiche devozionali e il lato ginnico della tradizione di Mysore con radici che si ritrovano nello " Sritattvanidhi" (Khrisnararaja Wodeyar I I Maraja di Mysore (1794-1868) e nel precedente KapalaKurantaka HathaBhyasa Paddhati .)

E' evidente andando a visionare i filmati delle pratiche di saluto al sole di Ramaswami (allievo di Krishnamacharya) del Vinyasa Krama.

Qui potete vedere secondo me come la tradizione (sacra) la devozione , i mantra originali, si mescolano al lavoro più sul corpo.

Si dice che questa fosse la versione che Khrisnamacharya(1888-1 989) insegnava ai suoi allievi tra cui Ramaswami, Indra Devi , Patabhi Jois,Iyengar e Lysebeth.
In questa versione il mento va verso il petto nello squat basso a piedi uniti (Jalandhara Bandha) .Sembra un segno di reverenza (non si doveva volgere lo sguardo subito verso il sole ? posizione 4 della figura sotto).

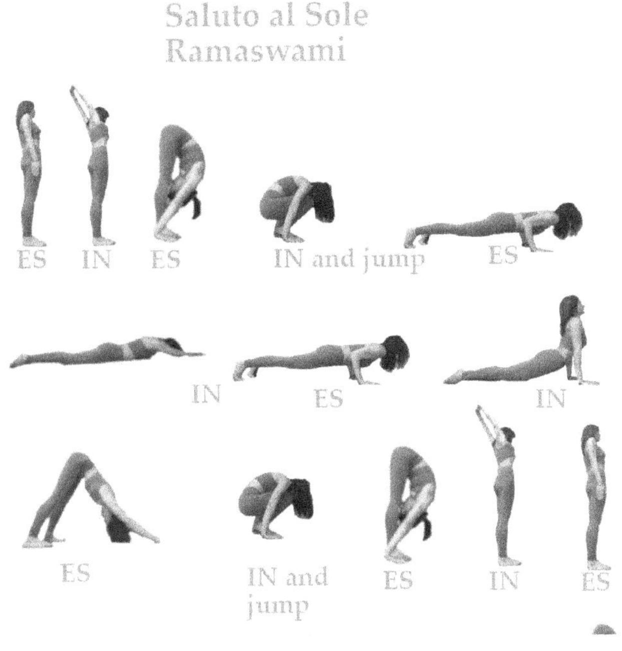

Nella versione di Ramaswami si salta indietro
direttamente dallo squat e qui viene l'innovazione (il Vinyasa : Movimento salto) appresa da Khrisnamacharya il quale a sua volta cita il testo Kapalakurantaka Hathabhyasa Paddati come fonte . (da lui menzionato con Yoga Kurunta e solo da poco ritrovato)

Vinyasa : Movimento sequenziale che interconnette le posture per formare un flusso continuo. posizionarsi (nyasa) in maniera speciale (vi)

Krama : passo dopo passo . Krishnamacharya considerato il padre dello yoga moderno lo ha portato a noi

La posizione che mi ha affascinato del saluto al sole (Ramaswam) è la prostrazione completa pancia a terra e mani avanti in preghiera.
Leggendo il libro di Ramaswami " the complete book of Vinyasa yoga " la posizione di prostazione completa si chiama "danda saparnama" o abbandonarsi alla divinità . Questa posizione si ritrova in pratiche tantriche odierne di Shiva Rea.

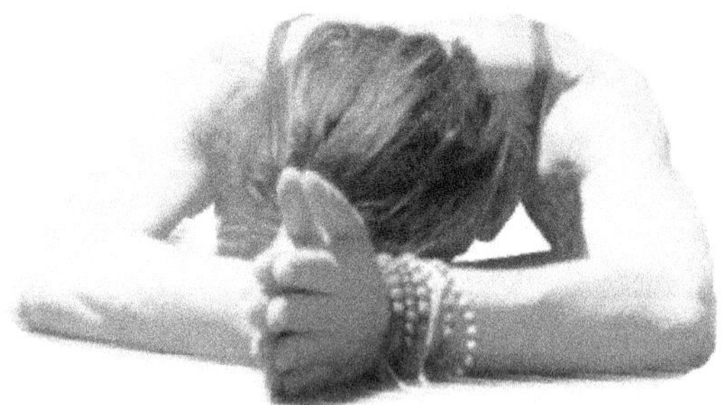

Danda Saparnama

Per arrivare a questa posizione dove siamo completamente a terra si deve passare da (chaturanga dandasana) la posizione del danda su quattro arti che è un passaggio per arrivare alla posizione finale , la prostrazione , il dandavat. (lasciarsi cadere a terra come

un bastone).
Tutte le posizioni precedenti sono posizioni di passaggio
quasi obbligate per arrivare a questa.

Nella pratica di Ramaswami/ krisnamacharya c'è
quindi sia l'elemento fisico che quello spirituale.

A quel tempo infatti grazie anche a Yogendra (1897-
1989) e Kuvalayananda lo yoga stava assumendo una posizione di
" terapia" , si stava spostando dalla dimensione ascetica a quella
dove tutti lo potevano praticare . Kuvalayananda (1883-1966)
che era anche medico pubblicava la rivista Yoga-Mimansa dove
venivano descritti i risultati degli esperimenti che lo yoga
provocava sulla salute. Sappiamo che anche Kuvalayanda era
familiare con la
pratica del surya namaskar nelle sue scuole.

Quindi i vari tipi di saluto al sole che conosciamo oggi non sono
altro che un modo di prostrarsi e risalire in piedi comodo , salutare
e devozionale.

Bhujangasana , la posizione del cobra che già dal passato viene
definito l'asana che cura tutti i mali è anche essa un passaggio
quasi obbligato dopo la posizione di prosternazione totale .

Inoltre può essere visto come il momento in cui
dopo essersi inchinati con devozione possiamo aprire il cuore
(anahata) e "alzare la testa " rialzarsi , risorgere verso un nuovo
giorno.

Non sono daccordo con la teoria che si basa sul aver mescolato
con pratiche di Wrestling e ginnastica cosiddetta svedese lo yoga
vinyasa.

Questo voler demolire lo yoga asana è un dibattito pericoloso che
non porta a nulla.

Il legame fra corpo e mente è imprescindibile. La via dello yoga si può intraprendere da più strade, la devozione, la conoscenza , l'azione e tutte sono atte al condurre al Raja Yoga.

L'intensità diversa del lavoro che si fa sul corpo nel vinyasa ha grandi effetti su di noi e sull' equilibrio delle energie, attraverso l'unione con il respiro e il controllo del prana.

E' un ponte che unisce danza e arti marziali .

Il controllo del corpo e della mente e poi c'è il lato devozionale che piano piano si comprende proprio per l'effetto illuminante della pratica yoga.

I push up erano presenti nel Kalaryapattu (arte marziale vedica) ma anche nel tantra come namaskar per Shiva.

Vedasi il Dhanurveda e le discipline atte a rinforzare il corpo dei guerrieri del tempo.

Nella danza ,BharataNatyam . ci sono due warm up
Himmukha Krya e Mummukha Krya che sono riferibili proprio al Saluto al sole ,portare le braccia verso l'alto e inarcare la schiena e poi scendere in Uttanasana .
Le arti che si prendevano cura di mente e corpo e che oggi chiameremo di Wellness erano parte integrante della società dove nacque lo yoga.
L'ayurveda prescrive esercizio fisico giornaliero.
Quindi possiamo affermare che il saluto al sole,
come il vinyasa, sia nato in India e in India solamente, senza influenze esterne, seppur con modifiche e cambiamenti dettati dal tempo e dalla società in cui viviamo.
Semmai sono le altre forme di "ginnastica" che hanno preso i movimenti dallo yoga senza comprenderne il suo lato spirituale.
Per concludere c'è una bellissima intervista a B.K.S Iyengar online dove parla di questo, del fatto che molti ritengono gli asana non importanti , non voglio aggiungere altro, le sue parole sono migliori delle mie per spiegare quanto invece come lui dice da epoca vedica essi siano importanti e parte del cammino .

Vi invito a sentire direttamente le sue parole.

Fare nostri invece gli asana è il lavoro a cui siamo chiamati e così percepirli nella loro interezza in modo da renderli parte integrante di noi così che possano donarci tutti i loro benefici.

La posizione seduta è quella dove approdiamo poi acquisita una certa stabilità non sempre il punto di partenza.

Provate ad esempio a volervi radicare in Siddhasana in totale ascolto, provate a muovere il busto a destra e sinistra o a ruotare e estendere le braccia , muovendovi conquisterete una posizione sempre più stabile.

Nella immobilità ci raccogliamo, ascoltiamo le energie intorno a noi , ascoltiamo noi ma se pensiamo a tutte le pratiche antiche c'è un percorso da fare prima che ci permette di purificare il corpo , allinearlo e renderlo confortevole e connesso .

I SALUTI AL SOLE CHE OGGI PRATICHIAMO

Oggi come abbiamo modo di vedere si praticano tante forme di saluto al sole . Del resto questo è normale dato che dobbiamo adattare la pratica al nostro corpo e come insegnanti alle persone che abbiamo davanti.

La sequenza non cambia però , è fatta di radicamento , apertura e chiusura nella stessa successione. Quello che cambia è l'allineamento e l' intensità con la quale lavoriamo in certi asana.

Col tempo i movimenti si sono affinati e contaminati con le nozioni che i maestri hanno appreso dalla dottrina schientifica.

Chi insegna attività di fitness mostrerà saluti al sole ai suoi allievi diversi da colui che pratica solo yoga .

Differenti tecniche di respirazione

La differenza fra i saluti al sole delle scuole di Sivandanda e

Khrisnamacharya.

Una fondamentale differenza è sulla tecnica di respirazione.

Nella versione di Mysore si usa il respiro Ujjayi che fortifica i polmoni , rende più efficienti gli scambi gassosi tra ossigeno ed anidride carbonica , al unga la fase di inspirazione e espirazione , aiuta a rimanere centrati e alunga imuscoli.

Leggendo Andrè¨ Van Lysebeth che ricordo ha frequentato entrambe le scuole del nord e del sud, il saluto al sole tradizionale va fatto abbastanza velocemente in modo da acquisire allungamento e fortificare il corpo in vista dei saluti al sole di Mysore.

La formula di Mysore è infatti più atletica e fortifica la muscolatura della schiena, dell' addome, delle braccia e delle spalle. Soprattutto la versione B che prevede 3 chaturanga.

45

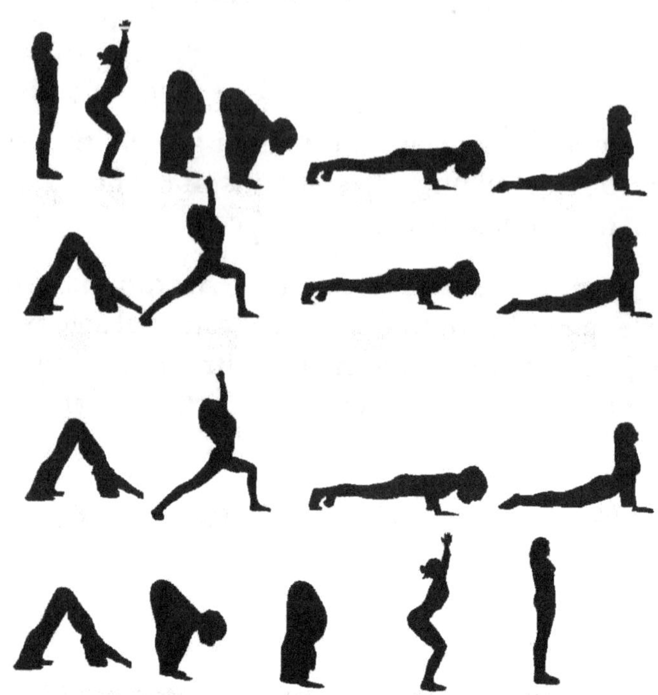

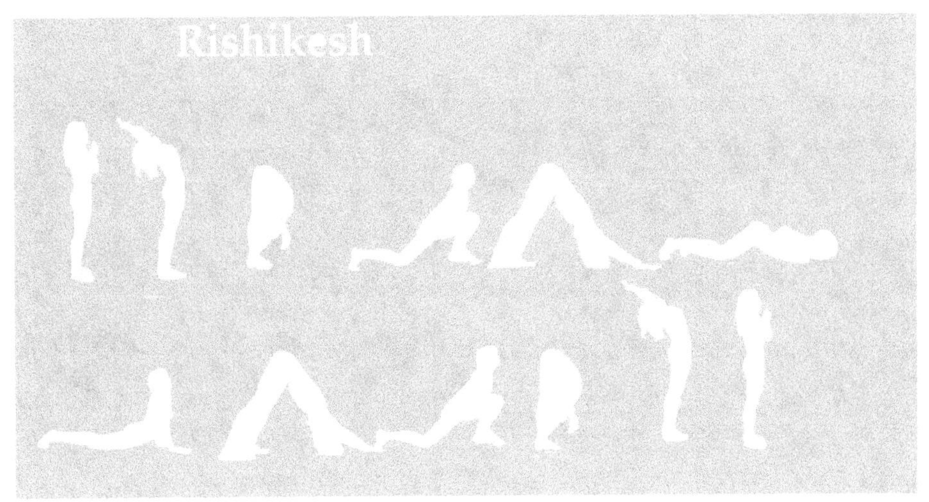

CELEBRI VERSIONI
DEL SALUTO AL SOLE

Versione Raja di Aundh

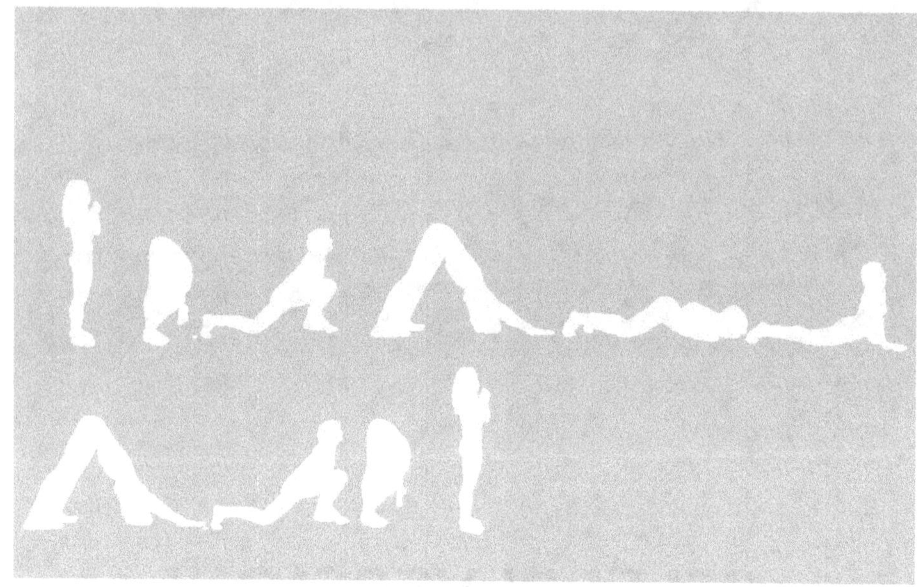

Fasi respirazione Versione Raja
di Aundh primi del '900

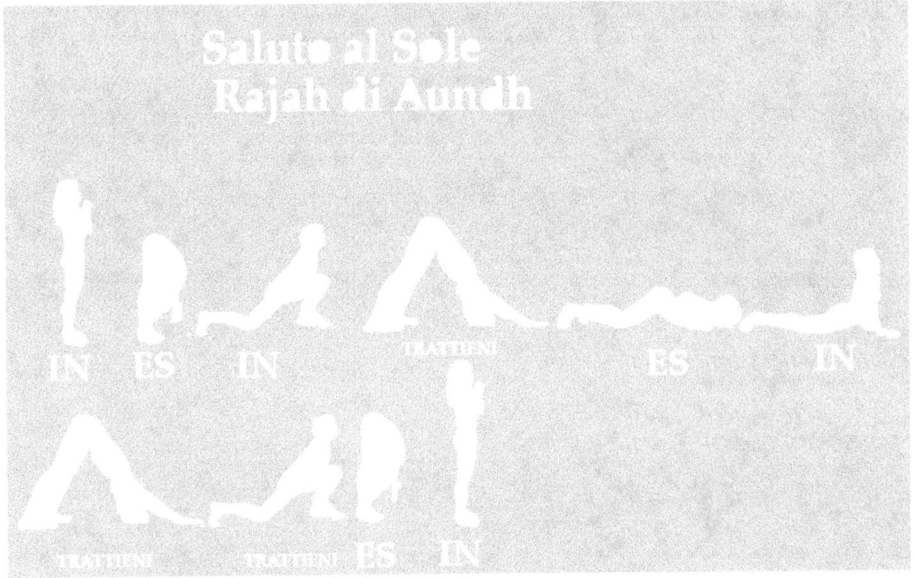

Questa versione è più breve e va effettuata anche con una certa velocità. Non prevede di estremizzare i movimenti . Si acquisisce tanta concentrazione . E' un ottimo punto di partenza per i principianti.

Ci sono due fasi di Khumbaka , di ritenzione del respiro che le prime volte possono apparire eccessive ma che invece danno risultati molto buoni sia sulla capacità respiratoria che sul corpo.

Versione Rishikesh (Sivananda)

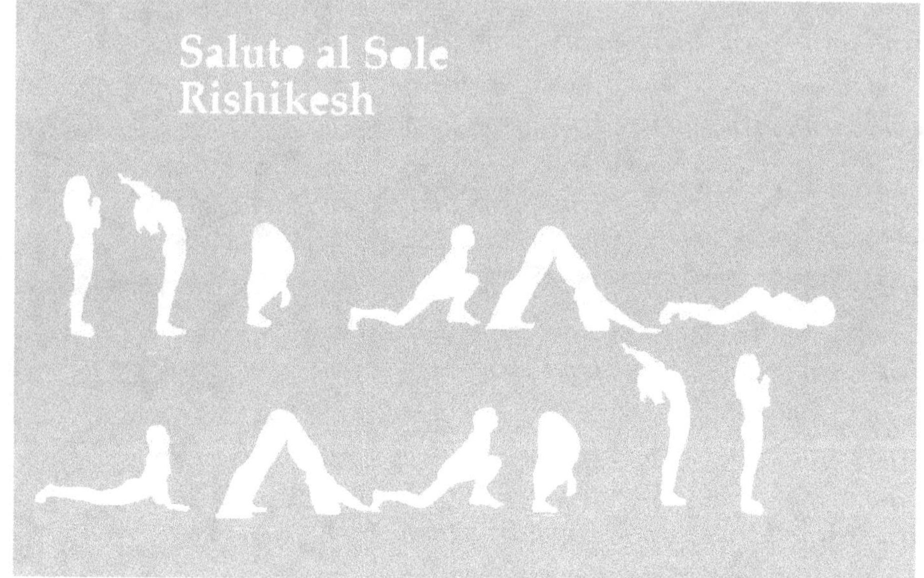

Fasi respirazione Versione rishikesh (scuola del nord)

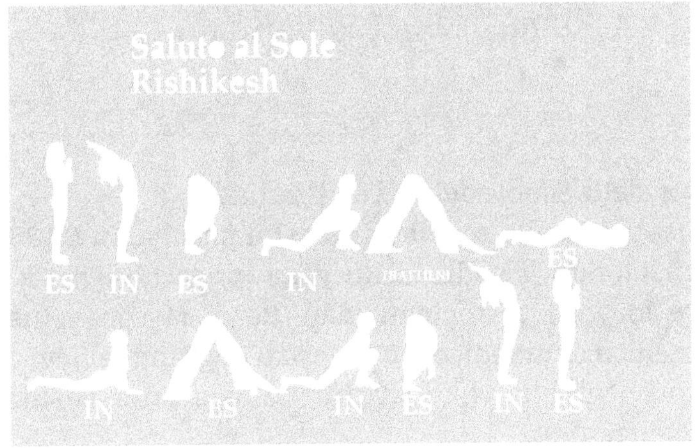

La versione di Rishikesh si deve a Sivananda.

Ci sono più varianti.

Ad esempio alcuni al posto del primo cane a faccia in giù (fig 5) utilizzano phalakasana (la panca) per passare ad ashtanga namaskara.

Altri cambiano la respirazione sempre in figura 5 espirando e trattenendo il respiro in ashtanga namaskara.

In altre varianti si mantiene il ginocchio sollevato nell' affondo (fig.4/9).

Versioni Mysore Krishnamacharya/
Pattabhi Jois(Ashtanga)/
Ramaswami (Vinyasa Krama)

Le versioni della Scuole del Sud dell' india .
Queste nascono dalla scuola di Krishnamacharya (1888-1989)
che è considerato il padre dello yoga moderno del XX secolo .
Promosse lo yoga patrocinato dal Re di Mysore . Insegnante
yoga e medico ayurvedico. Fu maestro di grandi allievi che sono
inmventori degli stili che pratichiamo oggi come l'Ashtanga e il
metodo Iyengar.
A lui si deve il Vinyasa, l'arte di collegare il movimento al respiro .
Lo yoga a quel tempo era stato messo al bando come pratica
eretica . Grande studioso di Sanskrito e dei Veda e dell' Ayurveda ,
in india è conosciuto più come medico. Studiò in una grotta ai
piedi del Monte Kailash per 7 anni dal maestro Brahmachari .

A lui si devono le versioni nate dopo perchè anche se nei suoi libri
di testo non si ritrova il saluto al Sole che poi è stato portato avanti
e creato dai suoi allievi , questi ultimi
ne hanno appreso da lui l' essenza .

Queste versioni come ho già detto sono più intense sul piano
fisico.

Versione di Ramaswami

Si legge nelle pubblicazioni dei suoi allievi famosi che questa era la versione che Khishnamacharya insegnava e che oggi viene insegnata da Ramaswami con la recitazione dei mantra. Egli dice che insieme al suo maestro recitavano , il surya namaskar mantra "Aruna Prasnam" dello YaJur Veda , prima di praticare qualunque sequenza.

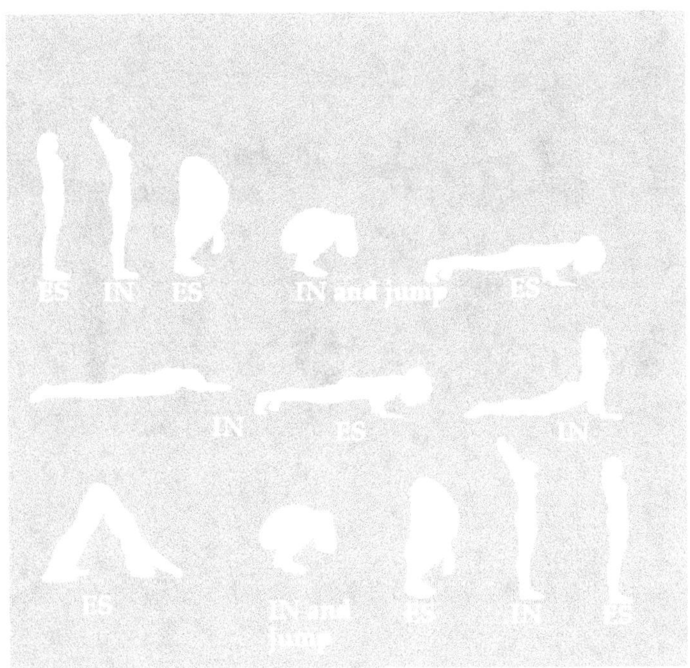

53

*Versioni Mysore. Ashtanga
Vinyasa Pattabhi Jois*

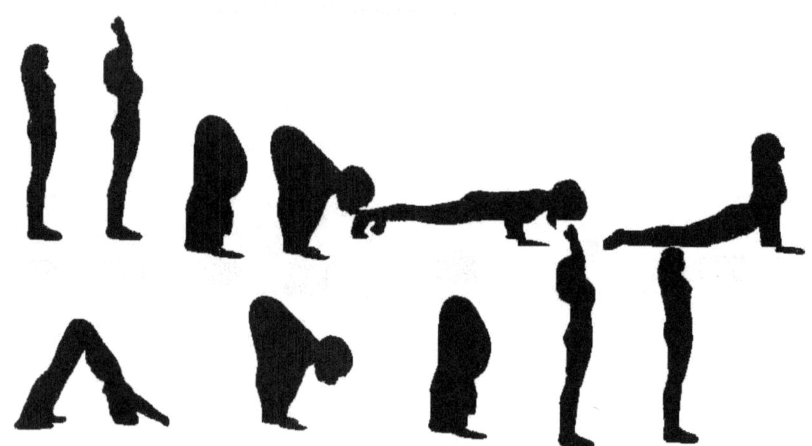

Fasi respirazione Mysore (scuola del sud) Ashtanga (Pattabhi Jois)

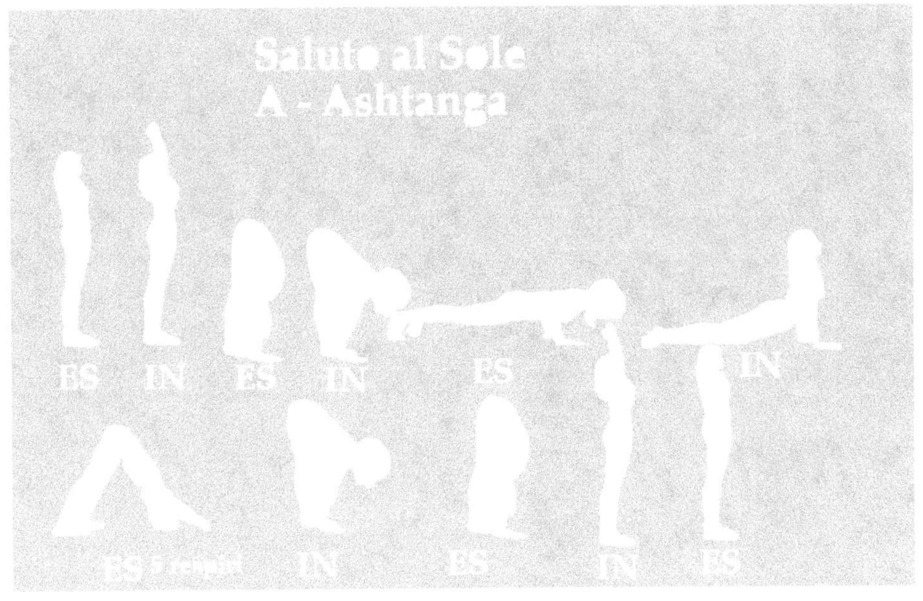

Saluto al sole A

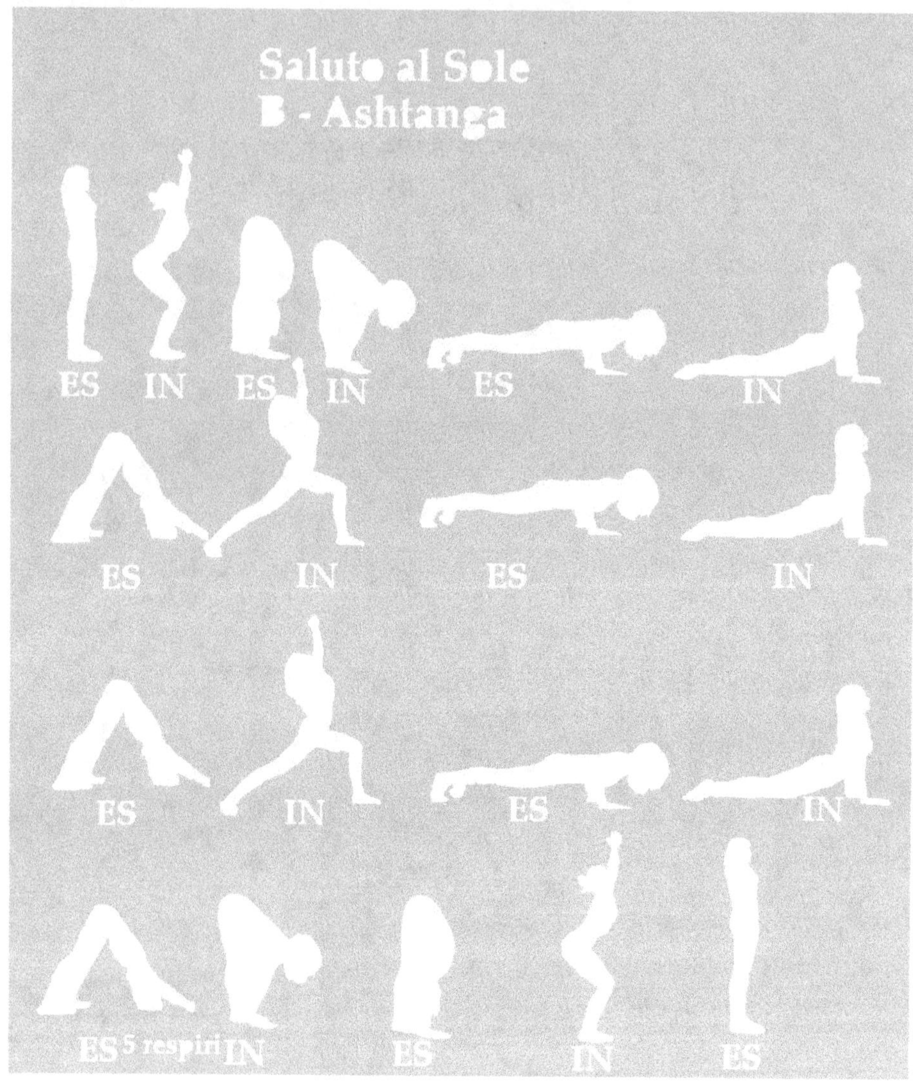

Saluto al Sole Ashtanga B

Fasi respirazione Versione Andrè Van Lysebeth 1970

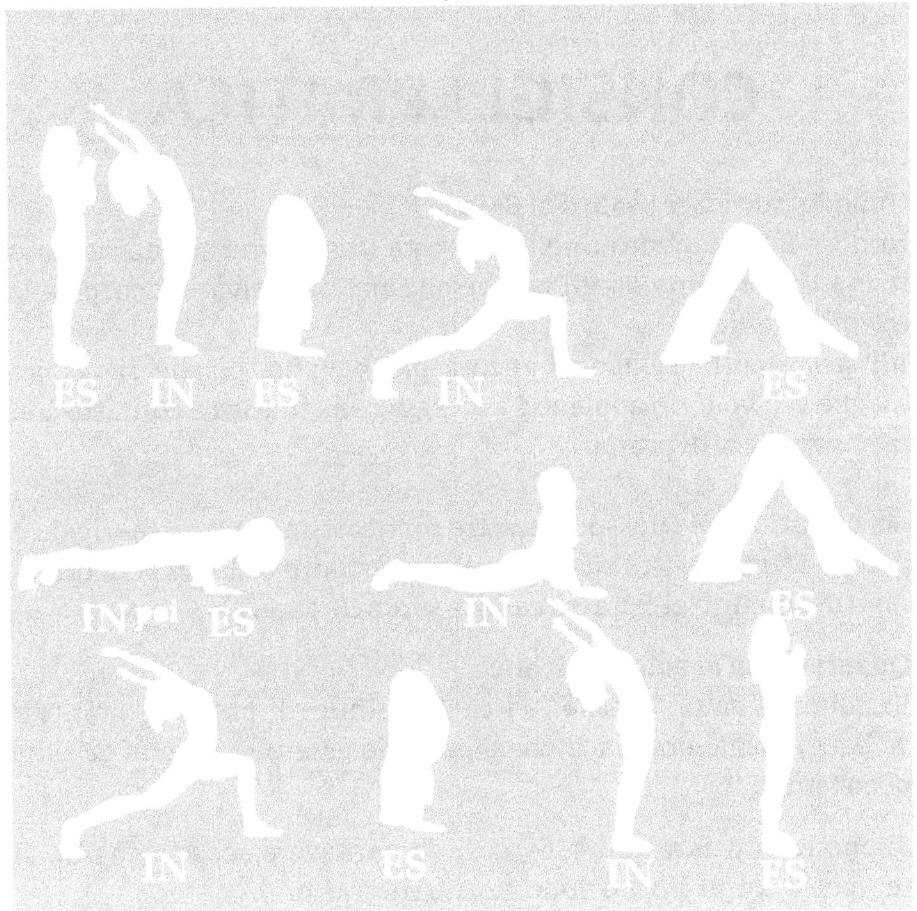

Lysebeth pubblicò nel 1970 questa versione che riteneva fosse da praticare dopo aver acquisito il saluto al sole tradizionale .

CONSIGLI PRATICA

Quando praticare i saluti al Sole:

Non c'è un momento migliore , resta una buona abitudine farlo la mattina appena svegli poichè aiutano ad attivare il corpo e le energie praniche.

All' aria aperta si hanno ancora più benefici poichè si respira meglio e si godono appieno i vantaggi della pratica a contatto con la natura ricca di prana.

Ma i saluti al sole possono essetre praticati anche di pomeriggio o la sera. E' una pratica riequilibrante , pertanto ci donerà energia al mattino quanto ci renderà calmi e sereni la sera.

Quanti saluti al sole praticare:

Bastano 12 saluti al sole (circa 10 minuti di pratica) praticati su base giornaliera ma anche 6 possono essere sufficienti se si ha poco tempo.

Si può cominciare con 4/6 , così da non avere scuse riguardo al tempo , il corpo giorno dopo giorno ringrazierà.

Consigli per principianti:

E' bene cominciare a praticare i saluti al sole facilitati inizialmente , ovvero non forzare le posizioni dando priorità al corretto respiro.

Sta nella ripetizione la miglior risposta del corpo giorno dopo giorno.

Essendo una sequenza dove ci sono flessioni e inarcamenti , il corpo diventerà sempre più elastico e pronto a difficoltà maggiori.

Non forzate mai inarcamenti eccessivi.

Iniziate a praticare i saluti al sole della versione di Aundh .

Semplicemente come se voleste davvero chinarvi alla terra . Utilizzate dei supporti quali mattoncini o sedie dove appoggiarvi e quando vi sentirete pronti passate alla versione di Rishikesh e aumentate il numero di ripetizioni.

Ogni volta ripetete a destra e sinistra , cioè una serie di saluto al sole comprende l'aver fatto la sequenza partendo con la gamba destra e ripetendo a sinistra .

Piu piccolo è il movimento che riuscite a fare, più grande sarà il risultato giorno dopo giorno. Lievi aperture del cuore, minime flessioni insegneranno al nostro corpo , sentitevi fluidi nei piccoli movimenti e diventerete sempre più agili

Ascoltate il corpo

Ogni volta che il vostro corpo deve affrontare un movimento

cercate di controllare la respirazione , piuttosto fermatevi qualche respiro , controllate la posizione invece che rimanere senza fiato per finire un ciclo .
Trovate il respiro , cioè quello che vi permette di affrontare il movimento e di ripeterlo.
Si tratta più di essere fluidi non dando particolare rilevanza all'ampiezza del movimento.

Per quanto riguarda la recitazione dei mantra che trovate nella pagina successiva essi sono indicati per la pratica del saluto al sole tradizionale (Rishikesh) .

Recitare i mantra provoca vibrazioni . La vibrazione è curativa . Veicola il prana e ci connette al sé.

Possiamo cantare il mantra ad alta voce o dentro di noi.

Se scegliete di fare poche ripetizioni del saluto al sole i mantra possono essere cantati uno per posizione .

Quando si effettuano invece 12 ripetizioni possiamo cantare un mantra per ogni ripetizione .

I MANTRA DEL SALUTO AL SOLE

1.Om mitraya namaha

Mi inchino a colui che è amico di tutti,

2.Om ravaye namaha

Rendo omaggio a colui che brila,

3.Om suryaya namaha

Mi inchino a colui che induce l' attività ,

4.Om bhanave namaha

Rendo omaggio a colui che dona la luce,

5.Om khagaya namaha

Mi inchino a colui che si muove attraverso il cielo,

6.Om pushne namaha

Rendo omaggio a colui che dà forza e nutrimento.

7.Om hiranyagarbhaya namaha
OM al Sé cosmico dorato

8.Om marichaye namaha

Mi inchino ai raggi del sole,

9.Om adityaya namaha

Rendo omaggio al figlio di Aditi,

10.Om savitre namaha

Mi inchino al a forza vivificante del sole,

11.Om arkaya namaha

Rendo omaggio a colui che é degno di essere lodato,

12.Om bhaskaraya namaha

Mi inchino a colui che conduce all' illuminazione.

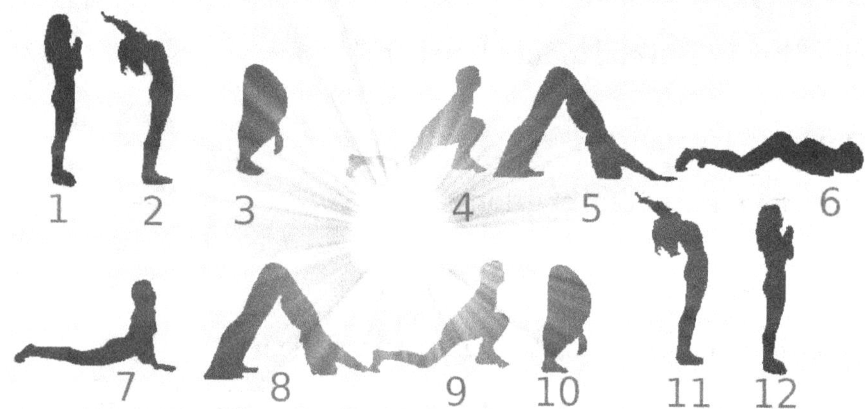

Le posizioni del Surya Namaskar Classico

Pagina precedente mantra collegati.
Pagina successiva Chakra collegati

I CHAKRA

1. pranamasana o tadasana
Anahata-chakra, centro cardiaco
2. hasta uttanasana
Visuddha-chakra, centro della gola
3. uttanasana
Svadhistana-chakra, centro sacrale
4. ashva sanchalanasana
Ajna-chakra, centro frontale
5. adho mukha svanasana
Visuddha-chakra, centro della gola
6. ashtanga namaskara
Manipura-chakra, centro solare
7. bhujangasana
Svadhistana-chakra, centro sacrale
 8. adho mukha svanasana
Visuddha-chakra, centro della gola
9. ashva sanchalanasana
Ajna-chakra, centro frontale
10. uttanasana
Svadhistana-chakra, centro sacrale
11. hasta uttanasana
Visuddha-chakra, centro della gola
12. pranamasana
Anahata-chakra, centro cardiaco

I BENEFICI

Il saluto al sole raccoglie il meglio della pratica di asana in poche posizioni . Gli effetti del saluto al sole non si limitano al solo miglioramento del tono muscolare o a una migliore salute delle nostre cartilagini e articolazioni.

I benefici che questa pratica effettuata con regolarità producono sul nostro organismo e mente ci portano a ristabilire un equilibrio nella vita.

Il radicamento , la concentrazione, la forza di volontà, l' empatia e l'apertura agli altri, la comunicazione e la lucidità mentale sono aspetti in cui la pratica yogica lavora e il saluto al sole essendo un movimento continuo dove siamo e dobbiamo essere consapevoli. e in ascolto , ci aiuta a percepire tutti questi benefici fino dalle prime pratiche.

Con la pratica si migliora la funzionalità digestiva, si rinforza l'addome e si massaggiano le viscere.

Si aumenta la flessibilità della colonna e il tono muscolare di gambe e braccia. Si cancellano con l'ascolto i vizi posturali .

Con la respirazione controllata si ventilano i polmoni e si ossigena il sangue.

Si stimola la tiroide e le ghiadole endocrine.

Il sistema nervoso ha grandi benefici.

Si eliminano tossine.

La sequenza è come un mantra in movimento, un
flusso continuo e ripetuto di movimenti in apertura e
chiusura così come il respiro. Essa riporta il praticante nel " qui e
ora" .
Concentrare , riportare al centro significa focalizzare momento
dopo momento il nostro movimento con il respiro dando modo
alla mente di abbandonare distrazioni e pensieri.

Attraverso la ripetizione si amplifica il risultato, si espande il
corpo e si rinforza. Espansione e contrazione dove espansione è
apertura e contrazione è fare nostro.
Il saluto al sole è fare nostro ogni nuovo giorno aprendoci al nuovo
e portandoci dentro nuova energia.

Il saluto al sole è collegare asana dopo asana le forze
di espansione e contrazione presenti nell 'universo al
nostro corpo in movimento .

IL PRANA

Ci è semplice pensare al prana come al respiro.

Ma il prana non è questo. Il respiro è solo il modo cui cui ci accorgiamo che il prana esiste.

Nello yoga l' insieme delle tecniche di respirazione si chiama Pranayama.

E' molto importante che durante la pratica della sequenza si impari a respirare correttamente.

Il prana, l'energia votale è presente ovunque nell' universo manifesto ma non possiamo vederlo con la vista . Fa da connessione tra la mente e il corpo , è direttamente correlato alle nostre azioni ed emozioni . Il prana
non muore con noi semmai abbandona il nostro corpo fisico per spostarsi verso altri livelli .

Un persona si ammala perchè ha bassi livelli di prana, blocchi energetici dove l'energia non scorre. Il prana permette a purusha intesa come forza creatrice di manifestarsi attravero prakriti forza creatrice. In questo senso c'è un prana collegato al nostro "sè" e un prana universale.

Il nostro corpo è pervaso da questa energia , è grazie a questa energia svolgiamo azioni di ogni tipo . Questa energia è suddivisa in 5 differenti tipi di prana. Il più importante è Prana Vayu perchè è responsabile dell' ingresso del prana nel nostro organismo e ci connette al cosmo . ha un movimento dall' alto verso il basso ed è responsabile della respirazione . Il prana non si muove per farlo è necessario l'energia di Vayu o vento. E' direttamente correlato come abbiamo visto ad azioni ed emozioni per questo motivo nello yoga si controlla il prana perchè chi controlla il prana controlla la mente. Il prana una volta ricevuto dai chakra circola attraverso le nadi , una rete di canali che trasportano l'energia . Sebbene i canali siano più di 72.000 mila , 3 sono quelli più importanti., corrispondenti all'emisfero destro e sinistro e al canale centrale.

La pratica yoga , il pranayama e la meditazione mirano a ristabilire un equilibrio fra canale destro e sinistro , liberando i chakra e facendo circolare l'energia, liberando così i pensieri "vecchi" e facendo posto al nuovo.

La pratica del Surya Namaskar riequilibra le energie perchè mediante i movimenti di apertura e chiusura in succesione e attraverso la respirazione andiamo a stimolare i vari chakra e a radicarci al centro veicolando l'energia .

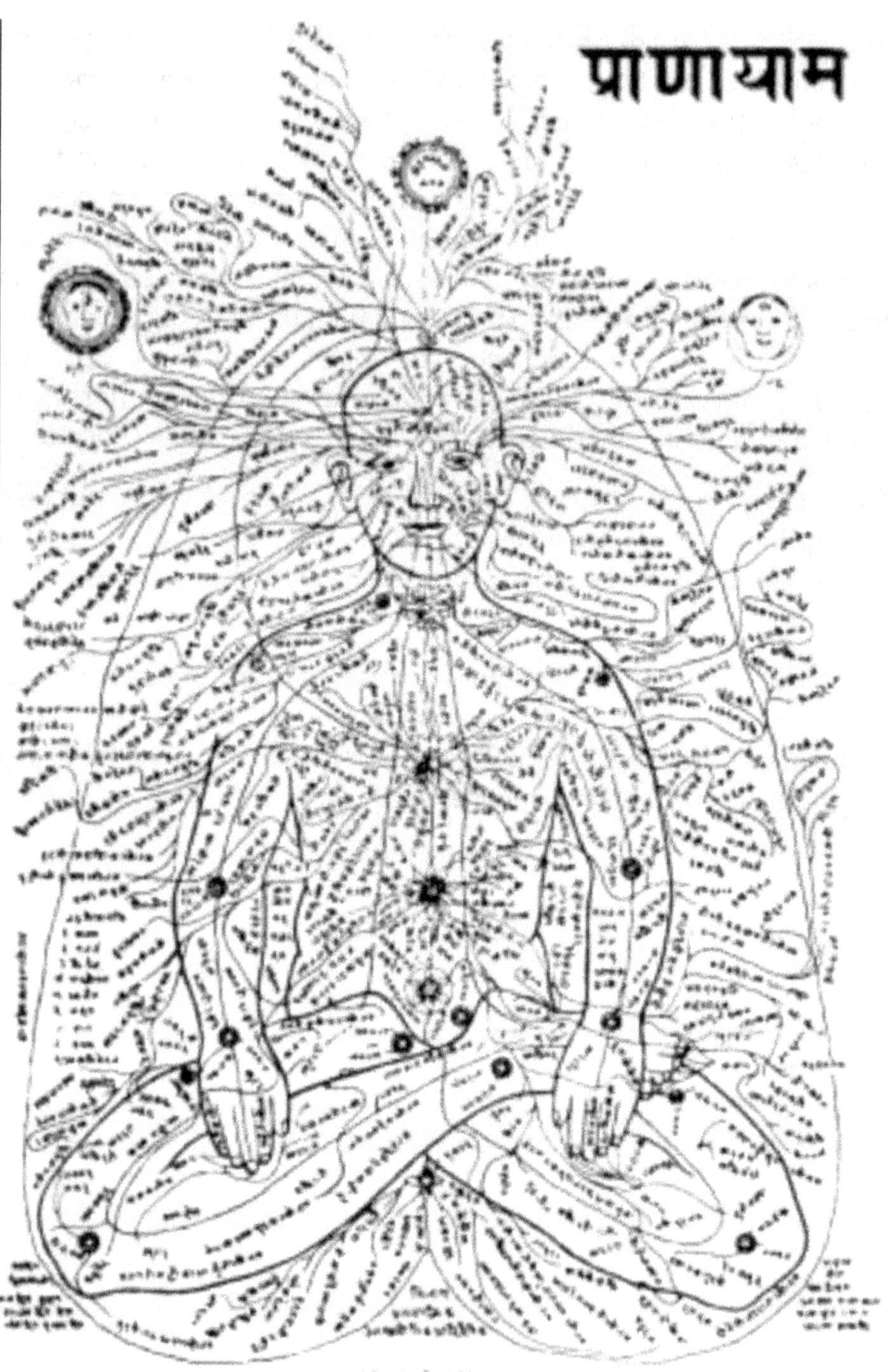

प्राणायाम

COME RESPIRARE

urante la sequenza di Surya Namaskara si respira con particolare attenzione al movimento. Le fasi inspiratorie , di ritenzione e espirazione sono collegate al movimento. (vinyasa)

Ogni postura ha una fase e in ogni postura ci si sofferma solo per quella fase , rendendo cos la pratica sempre più fluida giorno dopo giorno. Portandola a essere una meditazione in movimento.

E' possibile soffermarsi su una postura per più respiri quando si vuole imparare l' allineamento corretto o quando sentiamo il bisogno di lavorare su qualcosa di specifico ma solitamente si cerca di praticare i surya namaskar come cicli continui .

Il respiro utilizzato è la respirazione yogica completa o anche solo diaframmatica per i saluti al sole tradizionale e la respirazione Ujjayi per i saluti al sole dell' Ashtanga Vinyasa.

Respirazione yogica

Gli esercizi di pranayama offrono tutta una serie di benefici perchè in questo modo ci prendiamo cura del Prana e del nostro corpo sottile o energetico . Fanno da ponte per rilassare la mente e condurla alla meditazione.

Durante la pratica respirare correttamente permette ai movimenti di essere più fluidi perchè il corpo si allunga e si contrae in totale armonia .

La respirazione da utilizzare è quella diaframmatica fino a che non si sia raggiunta una padronanza.

Inspirare dal naso gonfiando l'addome , espirare dal naso lasciando uscire tutta l'aria. Piano piano si aumenterà la capacità polmonare riuscendo a espandere sia l'addome che il torace fino a portare l'aria su alle clavicole e si parlerà di respirazione yogica completa.

Respiro Ujjayi

Nell' Ashtanga Vinyasa si usa questo tipo di pranayama durante tutta la pratica .

Per eseguire il respiro Ujjayi la prima volta provalo in posizione seduta.

Dobbiamo chiudere leggermente la glottide per far passare l'aria in modo che esca come un sibilo. (vocalizza la lettera A).

.

L'addome dovrebbe essere ben teso, il movimento del diaframma è lo stesso ma contrapponiamo la muscolatura in modo che la pancia non si gonfi del tutto.

E' possibile associare il Mula bandha a questo tipo di respirazione, così come l' Uddyana Bandha. (ma questo è un argomento fin troppo specifico per questo libro).

Questa tecnica è molto calmante e il respiro si allunga rendendo la concentrazione , il ritrovarsi al centro molto più semplice.

Quindi ricorda di fare respiri lunghi e profondi , devi sentire il tuo respiro come se fossero le onde del mare calmo.

Produce calore interno e tutto il sistema respiratorio ne trae beneficio.

LE POSIZIONI

Saluto al Sole di Rishikesh

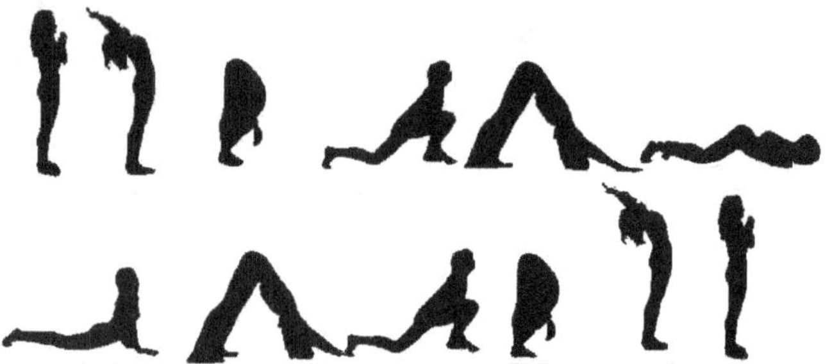

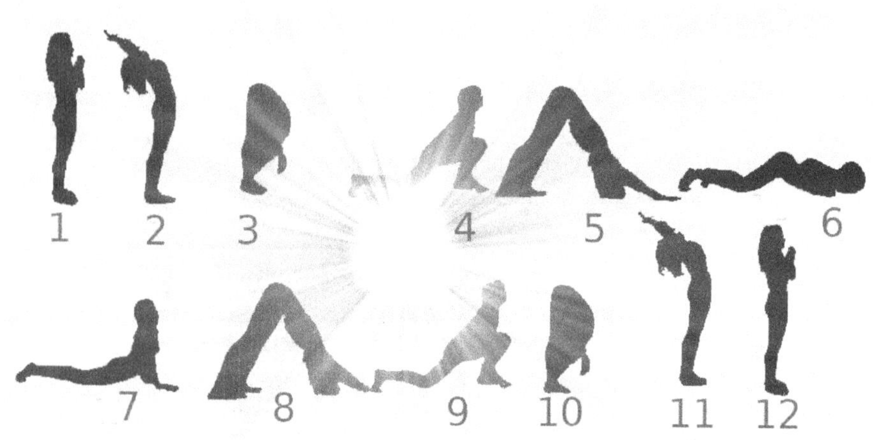

1.Pranamasana (mani in preghiera)

2.Hasta Uttanasana
3.Uttanasana
4.Aswha sanchalanasana
5.Adho Mukha svanasana
6.Ashtanga namaskara
7.Bhujangasana
8.Adho mukha svanaasana
9.Aswha sanchalanasana
10.Uttanasana
10.Hasta uttanasana
11.Pranamasana

Pranamasana: Il buio e la luce si incontrano , le mani in preghiera rappresentano questo equilibrio e la ricerca della stabilità.

Hasta Uttanasana: Inspiro, porto le braccia verso l'alto, apro il mio cuore , mi espando per beneficiare della luce.

Uttanasana : Espiro , mi chino verso terra , assorbo l'energia vitale dal terreno , vado attraverso questo asana a portare dentro di me queste energie.

Ashwa Sanchalanasana : Inspiro , apro dinuovo il petto e la posizione inginocchiata simboleggia umiltà.

Cane a faccia in giù: è una posizione di inversione e di passaggio per la posizione di

Ashtanga Namaskara : dove ci arrendiamo a terra abbandonando l'ego.

Bhujangasana: Inspiro , contemplo laluce e sono pronto a nuova saggezza.

Saluto al Sole Ashtanga A

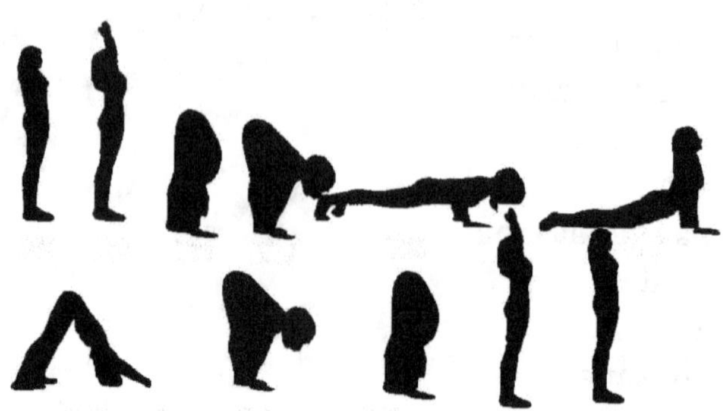

samasthitih

ekam
dve
trini
catvari
panca
sat
sapta
astau
nava

samasthitih

Saluto al Sole Ashtanga B

samasthitih

ekam

Dve

trini
catvari
panca
sat
sapta
astau
nava
dasa trayodasa
caturdasa
sodasa
saptadasa

samasthitih

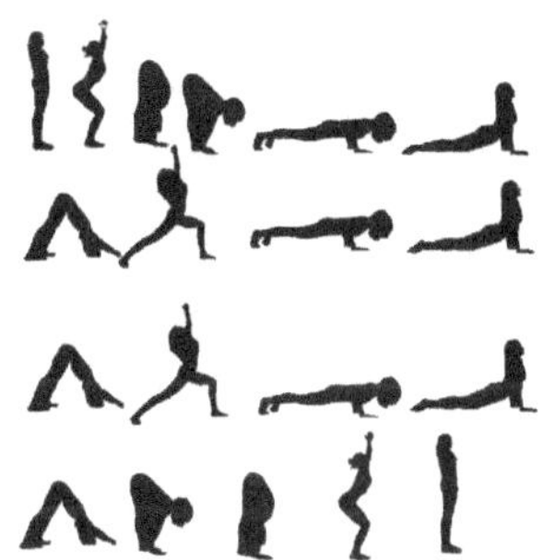

Tadasana - Samasthitih
- Pranamasana

Queste posizioni differiscono leggermente tra loro.

In Tadasana i piedi sono al a larghezza dei fianchi e i palmi delle mani rivolti in avanti.

in Samasthitih invece le gambe sono vicine e le braccia sono lungo i fianchi

In Pranamasana le mani sono in Anjali mudra e la posizione del corpo è la stessa di Tadasana.

Quello che le accomuna è il radicamento , la posizione di partenza in cui dobbiamo sentirci bilanciati e al centro.

I Saluti al sole differiscono anche per la seconda posizione.

Nel saluto al sole tradizionale c'è un inarcamento non presente nella versione di Ashtanga.

Sperimentate il radicamento in queste posizioni e rimanete in ascolto del vostro respiro (5 o 10 respiri)

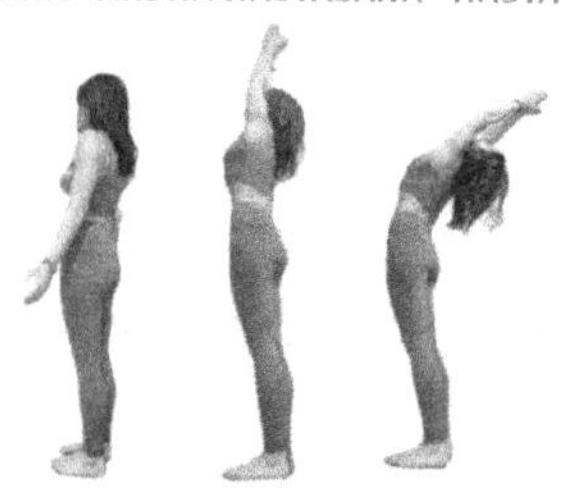

Utkatasana , posizione della sedia

anche nota come la posizione Potente.

Questo asana rinforza la muscolatura delle gambe, cosce caviglie e la schiena e tonifica l'addome e i glutei.

Nei saluti al sole è presente nella serie di Ashtanga Vinyasa .

Questa posizione dona stabilità e migliora la postura.

N.B La posizione di Hatha yoga differisce da quel a di Ashtanga- Per i principianti consiglio di partire dalla posizione di Hatha yoga con piedi alla distanza dei fianchi e di mantenere le braccia lungo i fianchi fino a che non si sia padroneggiata . Cercate l'allungamento della schiena non l'inarcamento.

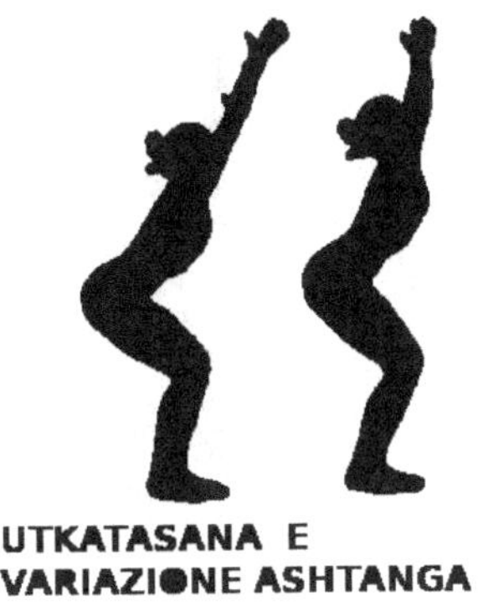

Uttanasana

Posizione di intenso allungamento in avanti. Si tratta anche di una inversione. E' una posizione che lavora sul primo Chakra e sul radicamento ., ma anche sul secondo e terzo chakra.

Agisce sull' allungamento delle catene posteriori e della parte bassa della schiena. I piegamenti in avanti producono molti effetti benefici su corpo e mente,

Stimolano i reni ma anche il fegato , la milza e l' intestino e fanno ritrovare la calma.

La difficoltà in questo intenso piegamento è legata alla scarsa mobilità delle catene posteriori delle gambe e del bacino .

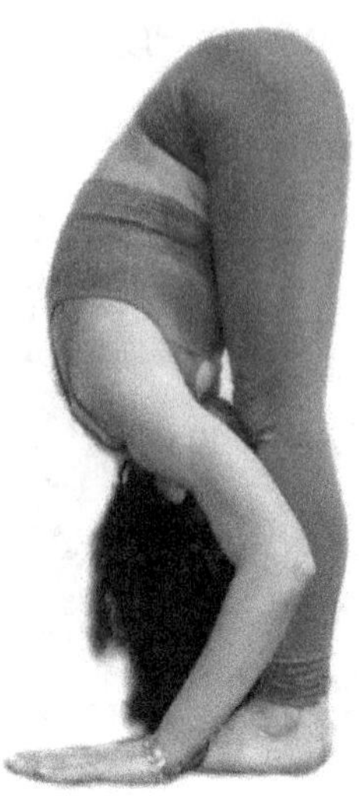

Consigli

Provate a estendere la colonna e poggiare le mani sulle gambe invece che a terra . oppure poggiarle su dei mattoncini o un libro o più libri, e praticate Ardha Uttanasana , restate alcuni respiri qui , premete con le mani sul supporto, contraete il retto femorale ,questo fa ruotare il bacino , contraete tutto il quadricipite, abbassate via via le mattonelle e provate a scendere giù.

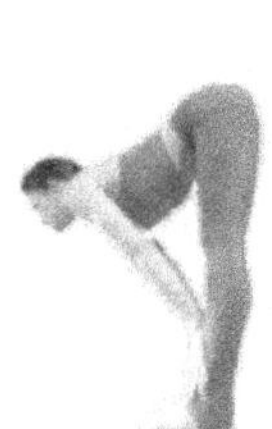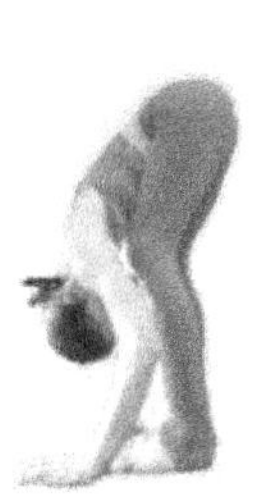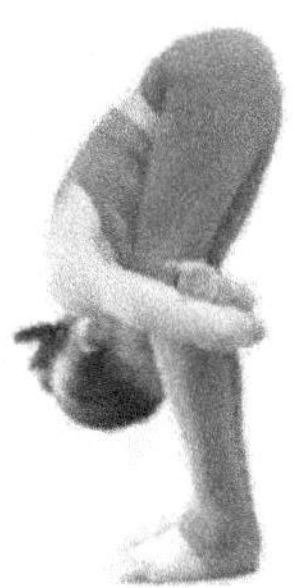

E' possibile praticare la variante a gambe flesse , ma questo asana vuole allungare anche le catene posteriori quindi semmai alternate i movimenti , inspiro mi allungo in avanti ,espiro fletto e scendo fino a che che il vostro corpo non vi permette di scendere con le gambe stese.

Anjaneyasana Ashwa Sanchalanasana

Affondo basso con ginocchio a terra.

L'affondo basso presente nei saluti al sole "tradizionali" di Rishikesh e in quello di Aundh è solitamente la posizione equestre o Aswa Sanchalanasana.

E' possibile fare l' affondo in due modi :

Rimanere sulla punta del piede oppure sul dorso.

Nella posizione equestre il ginocchio si porta quasi davanti al piede, si ottiene così un allungamento maggiore ed inoltre uno stretching del polpaccio , utile per chi è poco flessibile in quella zona, ma tenete sempre presente il peso sul ginocchio, quindi è sempre da praticare con cautela o con le mani a terra.

Anjaneyasana invece è con la caviglia sotto il ginocchio .

Sia in Anjaneyasana che nella posizione equestre cercate di portare il bacino avanti, in modo da scendere via via con il tempo sempre di più. Queste posizioni lavorano molto sull'allungamento dello Psoas e sull' inarcamento . Quindi apertura del cuore e delle anche .

Benefici: Riduce il mal di schiena dovuto allo psoas e alla sciatica . Migliora la concentrazione, distende la colonna vertebrale, rinforza il quadricipite e il gluteo, allunga i muscoli della coscia e i flessori dell' anca oltre che il sovracitato psoas, e il torace .

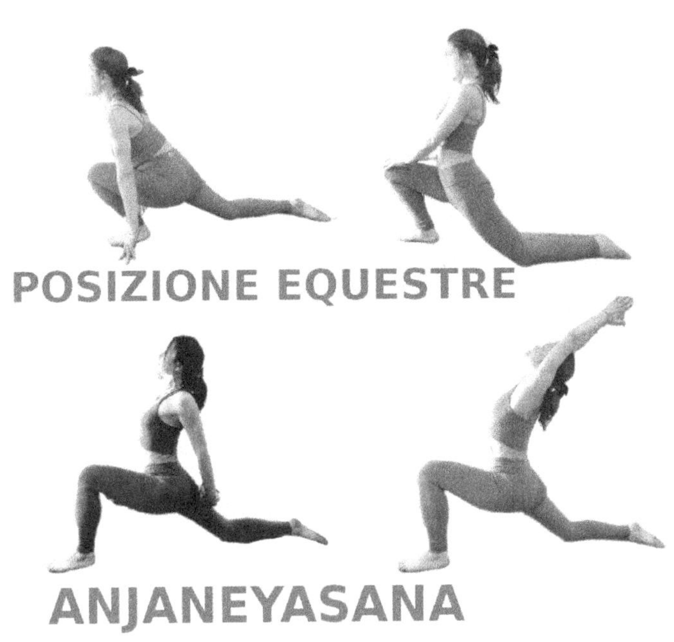

Ashtanga namaskara

La posizione della devozione con 8 parti a terra.

Questo asana è il cuore della pratica del surya namaskar tradizionale.

Si tratta di un apertura del cuore . una posizione che apre il torace e conduce al cobra.

Le otto parti sono , le punte dei piedi,le ginocchia, il petto, il mento , le mani.

Benefici: Apre il torace e le spalle, Rinforza i muscoli della schiena, aiuta la normale curvatura , stimola tiroide , stomaco ,fegato e reni.

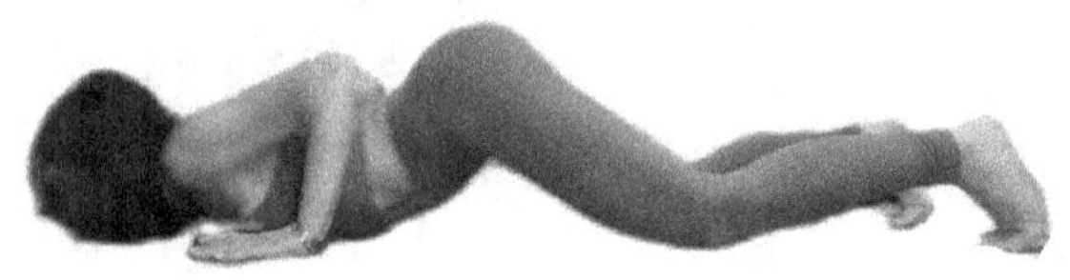

Bhujangansana

La posizione del cobra

Questa posizione è descritta nella Gheranda Samhita

"Il corpo per terra dall 'ombelico fino alle punta dei piedi, i palmi del e mani appoggiati per terra, la testa alzata come un serpente. Questa è la postura del serpente

La pratica di Bhujangasana stimola il fuoco digestivo, sconfigge tutte le malattie e risveglia la Dea dei serpenti Kundalini."

Si trova anche nelle sequenze del saluto al sole classico .

Nel 'Ashtanga viene utilizzato un altro asana Il cane a faccia in sù.

Una variante più semplice di questo asana è la posizione della sfinge (Salamba Bhujangasana) che consiglio ai principianti, perchè più semplice e lavora sull'apertura delle spalle in modo più dolce.
Cercate di non contrarre i glutei per estendere in sicurezza la colonna.

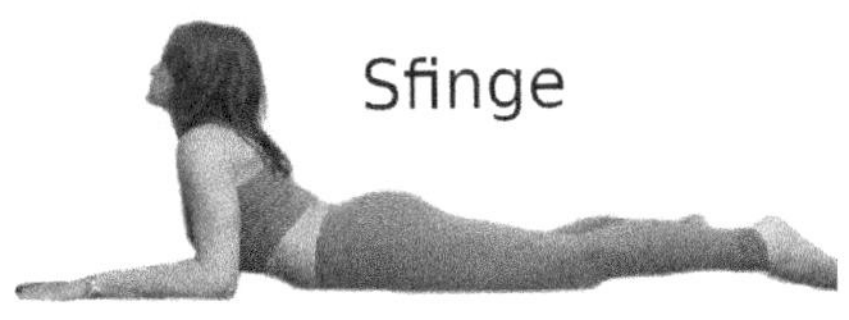

Rende la colonna vertebrale più forte e più flessibile, tonifica l'addome stimola il sistema digestivo, riproduttivo e urinario migliora l' ossigenazione e la circolazione sanguigna.Regola il metabolismo e bilancia il peso. Tonifica i glutei, apre i polmoni e il cuore, e allunga addome,aiuta a rilasciare lo stress, allevia la sciatica e l'asma.

Non praticarla in stato di gravidanza e se avverti dolori ai gomiti, alla zona lombare, alle spalle o al collo e se soffri della sindrome del tunnel carpale.

Il Cobra o la sfinge possono essere praticati nel saluto al Sole tradizionale e in quelli di Ashtanga fino a che non si acquisisce l'apertura del cuore, inoltre si praticherà questi asana fino a che non saremo in grado di fare chaturanga nella sua posizione finale. Portando le ginocchia a terra nella sua versione preparatoria scenderemo pancia a terra e praticheremo il cobra (bhujangasana) a seguire.

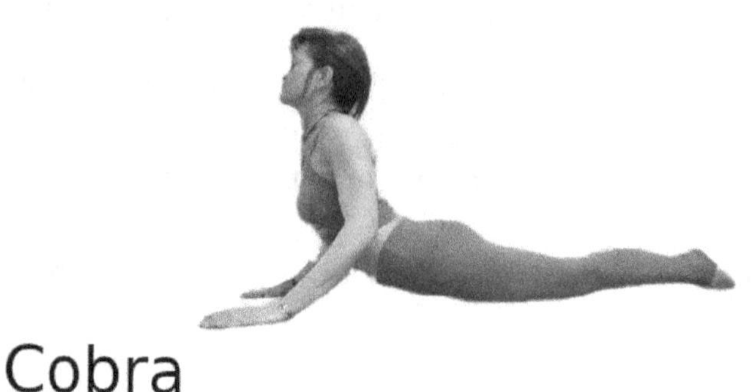

Cobra

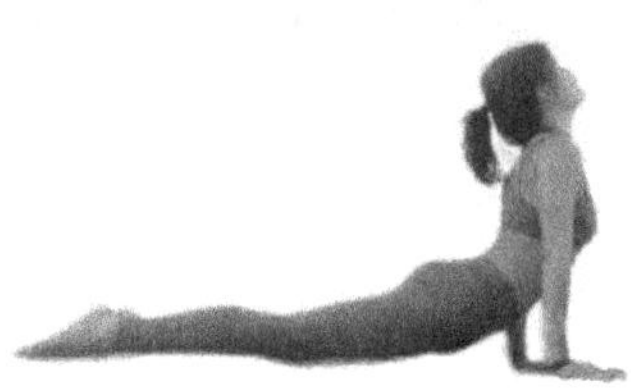

cane a faccia in su

Cane a Faccia in Su , Urdhva Mukha Svanasana

Si trova nei saluti al Sole Ashtanga.
La differenza con il cobra è che in questa posizione toccano a terra solo i piedi (dorso) e le mani. Siamo in sospensione e richiede maggiore forza e apertura del cuore.
Una maggiore attivazione nelle gambe e del core. Questo asana si assume dopo Chaturanga rimanendo sollevati da terra. Le mani sono esattamente sotto le spalle nella posizione finale mentre nel cobra sono piu avanti e flesse.

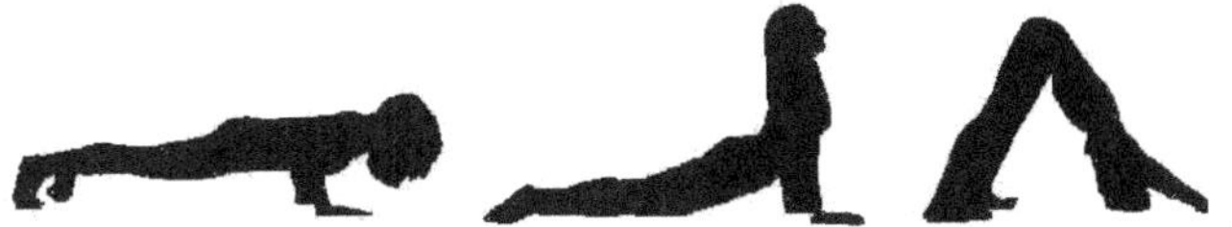

Adho Mukha svanasana

Si trova in tuttie le versioni dei i Saluti al Sole.

E' un asana fondamentale di ogni tipo di pratica yoga .

I principali ostacoli se si ha una certa rigidità , sono una scarsa mobilità delle catene posteriori ma non solo anche una fragilità muscolare della parte alta del corpo spalle e braccia .

Non vi preoccupate dunque se non riuscite a portare i talloni a terra oppure non la sentite comoda inizialmente . Questo è un asana che praticherete sempre meglio e diventerà un momento di quiete durante la pratica , ossia diventerà stabile e confortevole (cit. Patanjali , yoga sutra).

Infatti gli asana sono stati inventati milenni fa quando le persone non stavano sedute così a lungo come facciamo oggi ed erano molto più flessibili .

Questo asana , nella sua versione finale ,allunga le catene posteriori cioè le rilassa ed è una panacea per la schiena .

.

Vi aiuta anche a stabilizzare il core , se usate la giusta respirazione , gli addominali e i bandha .

Anatomia e per incrementare la posa

Le caviglie sono in dorsiflessione , contraendo il tibiale anteriore , si inibisce Il muscolo del polpaccio gastronemio che è un antagonista , significa che contraendo il tibiale si ha un rilassamento dei muscoli del polpaccio così che i talloni possano toccare terra.

I muscoli che si rilassano in questo asana sono il gastronemio, il soleo , il bicipite femorale, semimembranoso e semitendinoso ,la colonna si estende .

Il tensore della fascia lata è sinergico per ruotare le anche e estendere il ginocchio .

Il tricipite si contrae , le mani a terra premono verso il centro, le scapole si cercano , quindi si aprono le spalle .

Cercate una volta che avete i talloni a terra di premere sul pavimento , si attiverà il perineo lungo e breve poi cercate di allontanare i piedi verso l' esterno , con il tallone a terra , si stabilizza la posa , si attivano i muscoli del gluteo , il tensore del a fascia e far ruotare il sacro in avanti.
Il quadricipite è attivo e le catene posteriori si rilassano , potete rilasciare il quadricipite al a fine per pochi attimi .

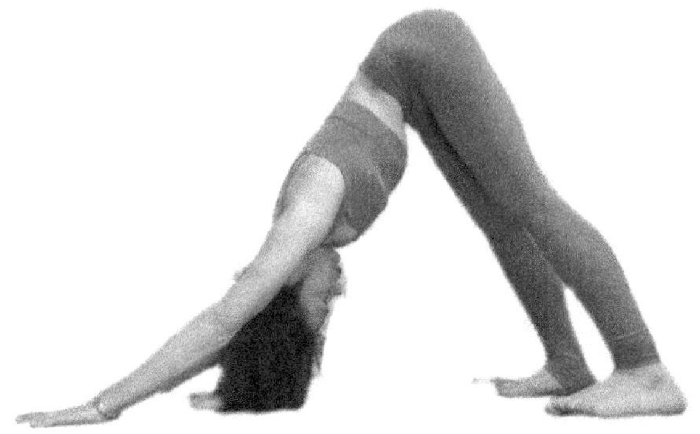

Consigli per i principianti

Prediligere l'allungamento della schiena ai talloni a terra L'apertura del petto e delle spalle .

Flettete le ginocchia e allungate un tallone alla volta attraverso il respiro

altri nomi : Pavatasana (diversa la posizione dei piedi e della testa).

Gajasana e Rksasana (foto sotto con gamba flessa) dal libro KKH

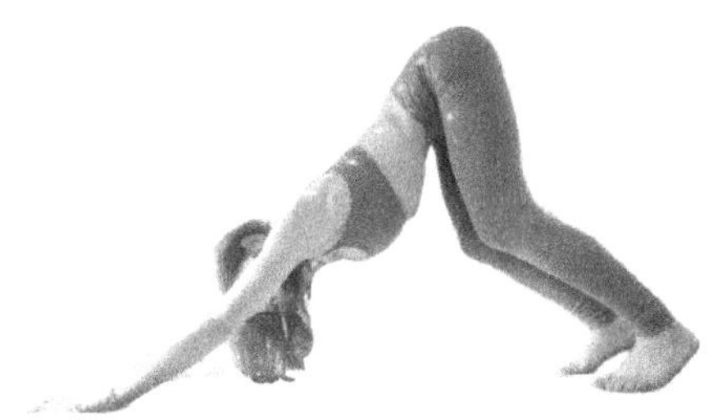

Chaturanga dandasana

La posizione del bastone a terra
Saluti al Sole A e B (Vinyasa yoga)

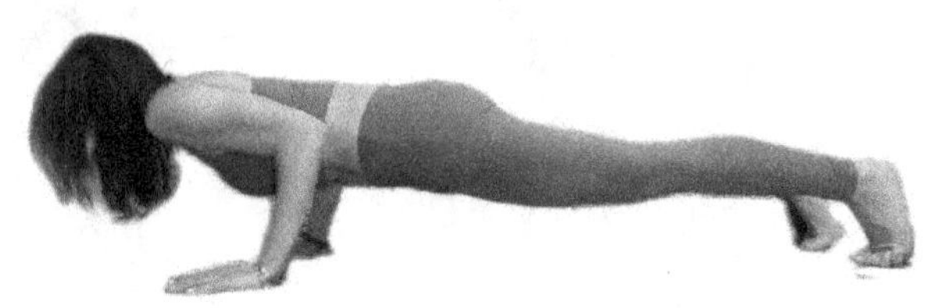

.

Questa posizione fa parte dei saluti al Sole del 'Ashtanga
vinyasa A e B.
E' una posizione che richiede un certo impegno sopratutto dell'
addome (quindi del core) e delle spalle e braccia.

Per imparare questa posizione è importante partire dalla sua
preparazione con le ginocchia a terra.

In questo modo impareremo il corretto allineamento della parte
alta del corpo.

E' importante non inarcare la schiena.

Bisogna lavorare anche sui polsi.

Scendere in avanti in retroversione del bacino ,in avanti oltre
i polsi e poi flettere in gomiti a 90 gradi. Successivamente si
lavorerà con le gambe estese.

Rafforza notevolmente i polsi, i gomiti e le spalle e l'addome.

Braccia, torace e gambe vengono tonificati.

*Guerriero 1 anatomia ,mito
esecuzione di Virabhadrasana 1*

Il guerriero 1 , Virabhadrasana 1 è una posizione del saluto al sole
dell' Ashtanga Vinyasa B

Mito
Il guerriero viene creato da un ricciolo di Shiva per rivendicare la
morte della sua amata Shakti.
Vira significa eroe, uomo coraggioso.
Bhadra , significa buono, benevolo, di buon auspicio, bel o, felice,
grandioso, indistruttibile . Il guerriero 1 è ¨ il momento in cui
Virabhadra sfodera la spada appare in forma di ricciolo alla festa
del padre di Shakti dove Shiva non fù invitato. Il Guerriero sfodera
la spada , carica il colpo e taglia la testa a Daksha .

Da un lato Daksha dovrebbe esser felice che Shakti ami Shiva , e
Shiva dal canto suo agisce con rabbia e vendetta nell' uccidere
DAKSHA.

In pratica essendo Shiva dio di distruzione e rinascita , questo
asana ci porta a distruggere ciò che non va per ricominciare da
capo . Distruggere i malesseri , lasciar andare ciò che non serve per
fare spazio al nuovo .

C'è da dire infatti che Shiva riporta in vita Daksha con la testa di una capra , Daksha perse la testa (liberazione da ego) e rinasce con la testa di una capra che per la filosofia induista è positivo perchè simboleggia la natura indifferenziata senza condizionamenti .

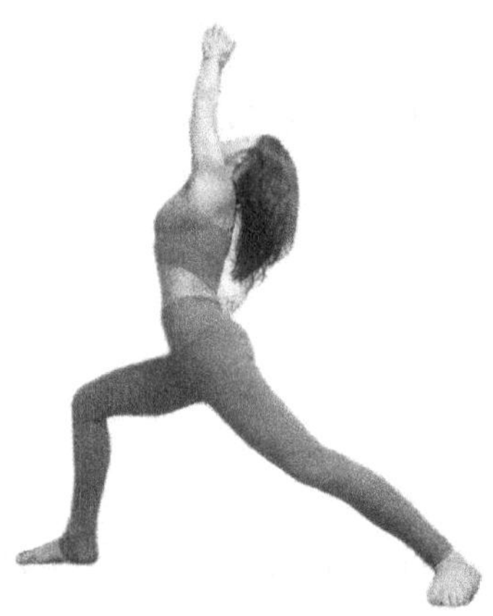

Durante la pratica di questo asana , dovremmo liberarci dai condizionamenti e dall' ego per aprirci a un cammino nuovo e libero .

Questo asana dona attenzione, forza e stabilità.

Anatomia

In virabhadrasana 1 ,
la gamba davanti lavora fortemente, con i flessori dell' anca e i muscoli posteriori della coscia che si contraggono in modo concentrico , questo porta il ginocchio in posizione flessa, con il quadricipite che si allunga eccentricamente e gli adduttori

e i muscoli dei glutei che fissano la gamba in isometria . La gamba dietro è estesa , quadricipite e gluteo massimo sono in contrazione , mentre il sartorio e il bicipite femorale creano una rotazione esterna del femore. Il peroneo lungo e il soleo attivano il bordo del piede sinistro per farlo poggiare . Questa azione aiuta a contrarre concentricamente i quadricipiti e allungare la parte anteriore dell' anca sinistra. La colonna vertebrale si estende verso l' alto con l' accorciamento dell' erettore della spina attraverso una contrazione concentrica. Il retto addominale e il muscolo grande dorsale lavorano per fissare questa posizione. I deltoidi inizialmente estendono le braccia prima di fissarle in posizione, mentre i tricipiti estendono le braccia dal gomito. Il trapezio allontana le scapole dalla testa, permettendo al collo di estendersi liberamente.

Come si pratica

Durante i saluti al sole siamo in posizione di Adho mukkha svanasana , a questo punto inspirando portiamo il piede in avanti tra le mani , il piede dietro a un angolo di 45 gradi , flettiamo il ginocchio e ci o rtiamo nella posizione , alzando le braccia uniamo le palme del e mani , lo sguardo dovrebbe seguire le punte delle dita delle mani .

IL SALUTO AL SOLE
TRADIZIONALE FACILITATO

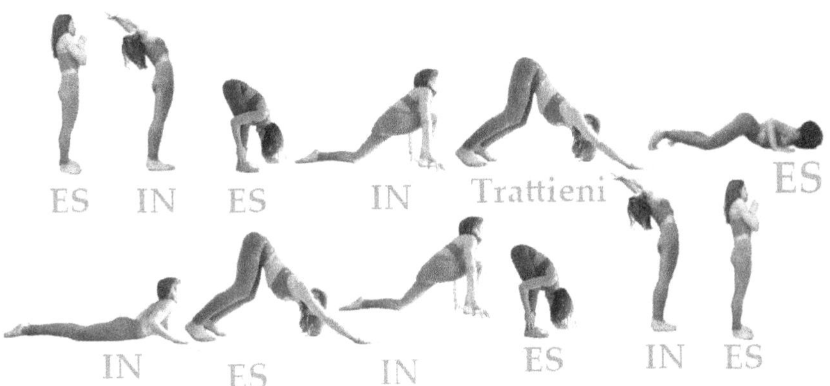

Una pratica guidata.

Portarsi nella posizione in Piedi Tadasana , poi avvicinare i palmi delle mani in preghiera e portarsi in Pranamasana.
Rimani in questa posizione ascolta il radicamento, respira con calma , chiudi gli occhi . Cerca di sentire il tuo corpo perfettamente radicato ascoltando come è è distribuito il peso sui piedi e via via scorrile sensazioni del tuo corpo fino a su. Resta 10 respiri prima di iniziare la pratica.

Inspira dal naso , porta le braccia verso l'alto parallele tra loro , i palmi che si guardano. Apri il torace e fai un leggero inarcamento con la parte alta del busto.

Muovi il bacino in avanti e espirando fletti le ginocchia e scendi in avanti , appoggia le mani sulla parte anteriore delle gambe e inspira allunga la schiena .

Flettendo le ginocchia scendi a terra portando la gamba destra indietro sul tappetino , espirando.

Inspira e cerca di aprire il petto , le punta delle dita delle mani sono a terra.

Porta indietro a gamba sinistra e cerca la posizione del cane a faccia a giù. Gambe flesse , bacino indietro , glutei verso l'alto.

Porta le ginocchia a terra e scendi mento e petto verso terra mantendendo i gomiti verso il busto espirando.

Poi allungati a terra , libera i piedi appoggiando il dorso del piede a terra e ispirando apri il petto e le spalle per passare nella posizione del Cobra. (braccia flesse , leggero inarcamento).

Espirando riportati nel Cane a faccia in giù.

Inspirando riporta la gamba destra in avanti, il ginocchio sinistro a terra espirando e inspirando apri il petto e guarda avanti.

Punta il piede sinistro e riportati in avanti con i piedi paralleli (uttanasana) , espira. Poi risali su inspirando ed effettua come all'inizio un leggerissimo inarcamento.

Espira mani in preghiera.

Ripeti questa pratica dall'altro lato, gamba sinistra indietro / gamba sinistra in avanti.

Per renderlo ancora più facilitato puoi evitare di accentuare le posizioni come il cane a faccia in giù e portarti semplicemente in balasana con i glutei sui talloni .

Ed accomodare ciascuna posizione per il tuo fisico , cercando di comprendere via via come poterla ampliare.

FOTO DEI SALUTI AL SOLE

Saluto al Sole
Rajah di Aundh

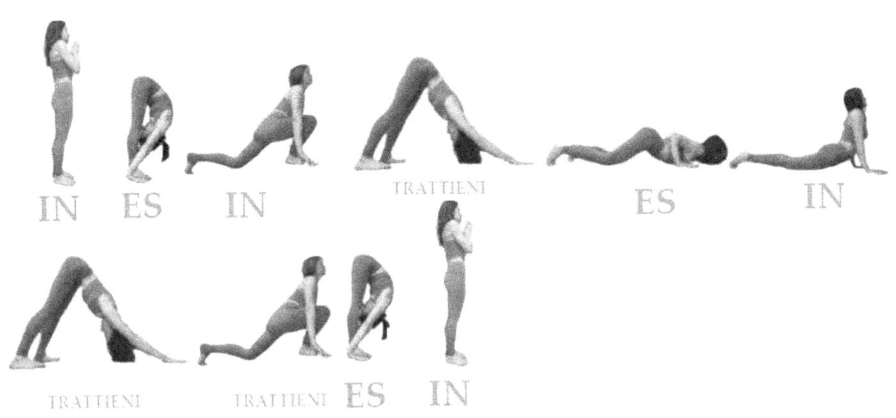

Saluto al Sole
Rishikesh

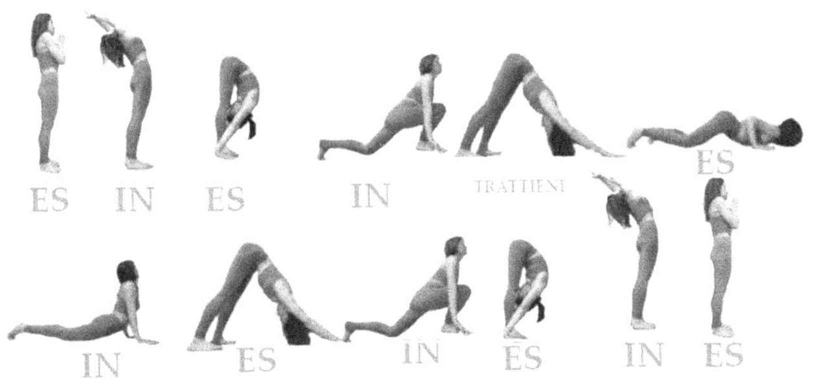

Saluto al Sole
A - Ashtanga

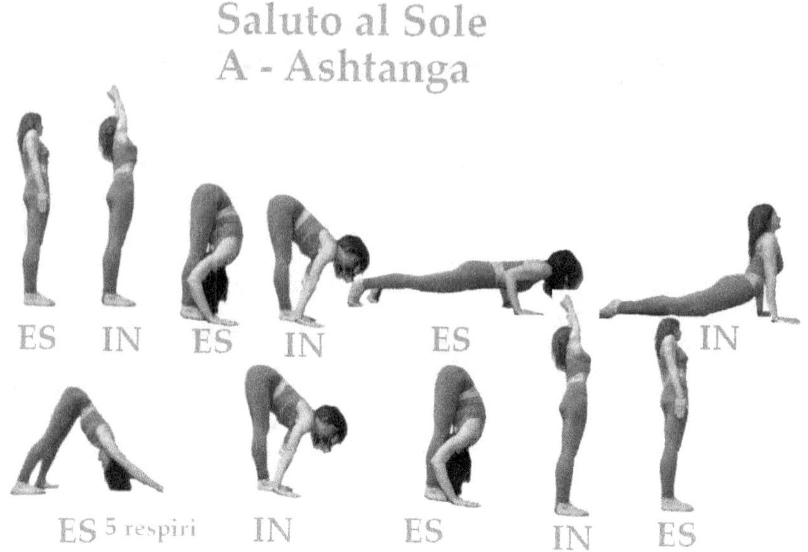

Saluto al Sole
B - Ashtanga

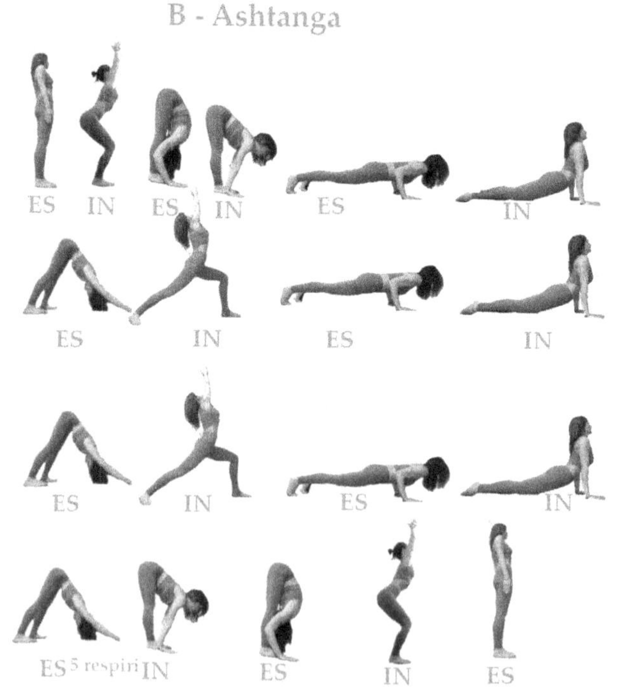

Saluto al Sole
Andrè Van Lysebeth
versione 1970

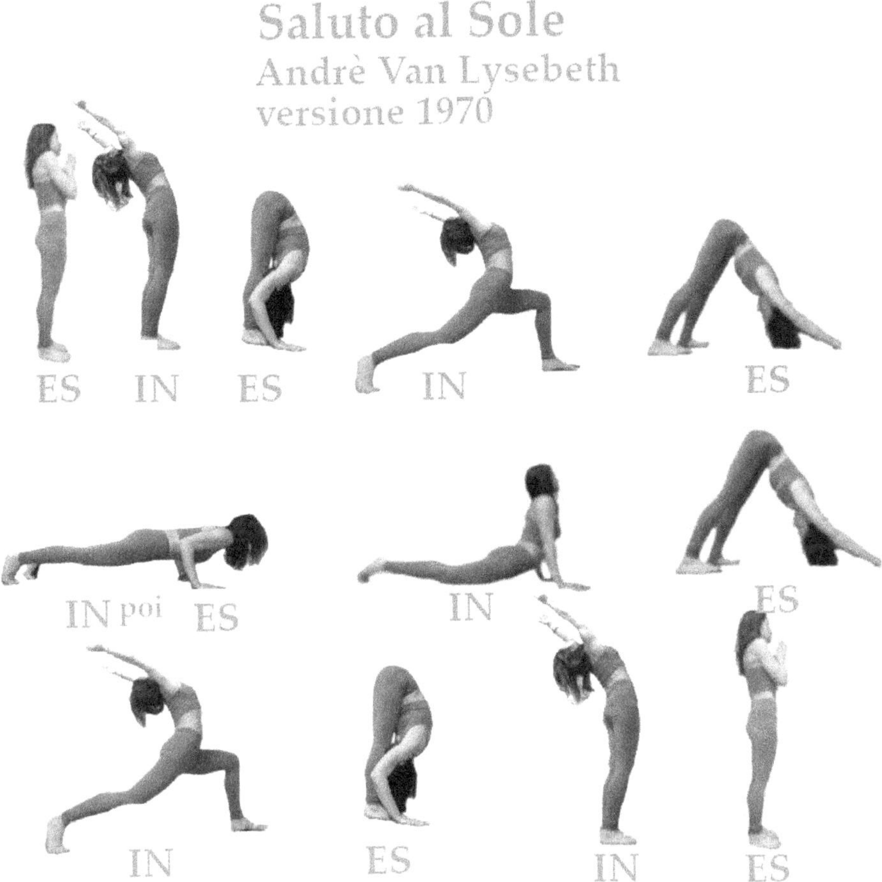

UNA PRATICA MILLENARIA
Conclusioni

Lo Yoga non è una pratica a sè ma piuttosto rappresenta il legame su cui la società vedica ha connesso tutte le varie materie. Senza Yoga nessuno avrebbe progettato i bellissim templi che si trovano in India e non è un caso se il corpo in India è considerato un tempio. Come i templi costruiti per connettersi al cosmo e al sole come il tempio di Konark a Orissa. Così è il nostro corpo connesso attravero lo yoga.

Il saluto al sole per questo non si può slegare dallo Yoga perchè è lo yoga in sè che aggrega e fà suo ciò che gli appartiene . Nello yoga delle prime Upanishads gli asana erano pochi perchè il lato salutare dell'esercizio fisico era chiamato Vyayama faceva parte dell'Ayurveda , poi con il passare dei secoli si è inglobato nello yoga tante altre cose come ad esempio le pratiche di pulizia della lingua e della persona anch'esse facendi parte nei Nitya Karma o doveri quotidiani.

Chi insegnava yoga conosceva anche l'ayurveda, ma c'è di più secondo me. E' proprio questa pratica di devozione che ha creato negli anni asana come il cobra, Bhujangasana, o l'affondo della posizione equestre e il cane a faccia in giù. L'affondo non è altro cjhe il passaggio per portare le gambe unite indietro e potersi prostrare, così come il passo avanti per poter tornare in piedi. Posizione che oggi ha particolare rilevanza in tutte le attvitià sportive , nella ginnastica posturale etc così come la posizione del Cobra e del cane a faccia in giù.

Asana come Ashtanga Namaskara sono la base di tutte le aperture del cuore come lo scoprione , ma anche la posizione del cuore e le altre.

Per concluedere come leggiamo nei testi antichi esistono milioni di asana come milioni di persone ed è anche per questo che esistono molte versioni delle posizioni e dei saluti al sole.

La tecnica poi con cui vengono insegnati asana, pranayama e così i saluti al sole dipendono dai maestri e dalle tradizioni a cui appartengono.
La raccomandazione è sempre quella di praticare con coscienza ed ascolto e con l'aiuto di un insegnante.

Potete trovarmi per qualunque domanda , scrivetemi alla mia email liberamente e per rimanere informati sui miei prossimi lavori e lezioni .

Un grande saluto .
Namasté

Valentina

COMMENTO AL LIBRO
postfazione

Quando ho incontrato la ValeYoga (Valentina Vescovi) sono
rimasto colpito dal suo modo di
comunicare lo yoga. Ho una esperienza di didattica riguardo allo
yoga e ad altre discipline legate ad
arte ed olistico di oltre quaranta anni, ho dedicato la vita ad
insegnare come karma yoga ed altro,
quindi credo difficile sbagliarmi rispetto ad una persona. La
capacita di comunicare – insegnare lo
yoga della Vale è innato talento, è nel suo Dna, nel suo Karma.
Quando la vidi insegnare capii subito
la sua enorme passione per lo yoga come totale dedizione e
devozione al contempo. Ne ho visti e ne
vedo decine, per non dire centinaia di insegnanti, ogni anno
nuovi.. Non si trattava del solito
insegnante di scuola ne tantomeno e tanto peggio degli
improvvisati che si spacciano per insegnanti..
nel mondo dello yoga trovi davvero di tutto! La Vale comunica
amore per lo yoga, comunica la sua
passione ed il suo cuore è presente in ogni respiro, in ogni parola.
Ti far venire voglia di praticare, di
non fermarti, le parole di questo libro sono conferma del suo
impegno totale. Ho sempre creduto che
non si potesse scegliere uno dei cinque ambiti dello yoga, ma che
dovessero essere portati avanti
tutti anche se non basterebbe una vita, una incarnazione sola per:
Bakti, Jnana, Raja, Nada, Karma

yoga. Credo che con questo libro la Vale dimostri il suo senso di essere nel devozionale, segnalando la sacralità del Surya Namaskara come una preghiera quotidiana, la sua preparazione nel Raja come perfezione di esecuzione connessa al respiro pranico e aderenza allo yoga degli otto rami (Astanga), l'Jnana nello studi dei testi sacri a cui si rifà e si ispira in conformità, il servizio di Karma yoga come offerta nel regalarci il suo sapere esprerienziale. Il Naad Yòg, Nada Yoga riguarda un lavori yogico in particolarità, qui scorto nel lavoro sugli antichi mantra di devozione solare da abbinare alla pratica del movimento. La Vale cerca in questo approccio la sacralità dello yoga per connettersi con l'energia primordiale e fondamentale dell'Ente che genera e ci da la vita stessa: Surya, il sole. Un testo che si ispira al sole è un lavoro che omaggia e riguarda la vita stessa, il suo mistero, ogni suo aspetto. Già fin dall'indice rileviamo intento e capacità di approfondire l'argomento in modo completo: la storia del saluto, i riferimenti alla società vedica, la devozione al sole, il riferimento all'oggi, i mantra, i chakra, il Prana, le posizioni asana, il respiro .. Praticare il saluto al sole è intesa come una forma per connettersi non solo alla giornata che si sta per vivere, ma anche alla danza cosmica di Shiva Nataraja, una visone che va oltre il quotidiano che non si dimentica, per arrivare al senso di connessione finalità prima ed ultima dello yogi e del suo percorso vitale. Oltre spazio tempo morte e vita, limiti terreni. Il Surya Namashar diviene dunque un portale di accesso per la salute olistica, per la connessione e centratura nel presente ed i suoi equilibri cosmici. La vita non è mai un viaggio semplice, ma denso di prove adeguate, solo con gli strumenti appropriati si può percorrere. Ho visto e vedo persone anche all'interno dello yoga che non hanno l'approccio umile e devoto e si perdono gonfiando il loro ego mendace e finendo in un gioco/giogo di specchi e di illusioni senza fine dove la mente labirintica li spinge. Si dimostra che il viaggio con alla guida il cuore è l'unico percorribile, come ci insegnano i principi delle radici Yama e Niyama dell'albero del Raja yoga. La natura stessa ci insegna che non potrà nascere nessun albero sano, senza radici forti e profonde, sempre alla ricerca di nuovo nutrimento vitale salvifico. Tutto ora si unisce e si riunisce se seguiamo l'unica strada, la via dell'Eterno e supremo insegnamento e questo libro va in questa direzione senza mezzi termini e senza tentennamenti. Vale si rifà alle origini umane le più antiche conosciute, laddove tutto è cominciato i Veda. La scelta del sole è la scelta della luce che tende alla vita alla luminosità del vero che si bilancia al mondo delle tenebre, delle illusioni, ma è anche la connessione al presente che percorre la vita secondo i principi che lo yogi deve praticare nella sua Sadhana quotidiana. Non ci sono limiti se non quelli imposti dalla mente e dalle regole a cui vorrebbe incatenarci. La luce nasce con il nuovo giorno e porta tutto alla vita da vivere, da assaporare in ogni istante. "Possa la contemplazione della luce solare illuminare, guidarmi nel passato, presente e futuro" il significato del mantra più antico il Gayatri, nella sua potenza è un segno per la pace interiore ed esteriore di ognitempo. L'umanità ha sempre bisogno come nutrimento, oltre ogni forma di veleno, della luce del cuore in ogni epoca storica, in ogni respiro. La vitalità laddove l'oscurità sembrerebbe farla soccombere, non è che un aiuto alla luce, alle sue manifestazioni. E il Surya Namaskar è senza dubbio un Puja fisico, un omaggio danzato alla vita ed al suo creatore, un inchino devozionale alle manifestazioni della natura, dove si manifesta l'Ente Supremo. Qui sentiamo la manifestazione del Credere nelle parole che cospargono il senso della vita. La prostrazione al divino è la forma sacrale del devoto, che istaura un contatto profondo con la divinità, scorgendola in lui e lasciandosi trasportare in braccio, abbandonando ogni forma di resistenza e paura. Il buio e la luce, la luce e la sua assenza, si incontrano e fanno parte dello yoga stesso, come se simboli del tao e yoga ci dicessero entrambi che esistiamo grazie ad equilibri opposti, parti di noi non scisse, ma che convivono in armonia, noi siamo artefici di tendere al suo mantenimento perenne. **(Lam Sadasiva)**

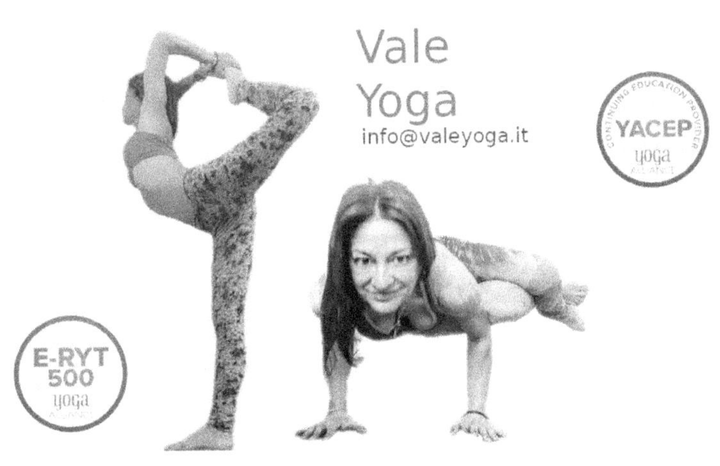

AUTORE

ValeYoga

Sono Valentina , insegnante di Yoga e Pilates.

Insegno yoga a tutti i livelli da alcuni anni. Hatha Yoga, Vinyasa e Yin Yoga. Mi piace prendere il meglio da questi stili per creare lezioni bilanciate e strutturate per la classe che ho davanti.

Lavoro online e a firenze in alcuni centri e palestre e mi piace anche insegnare all' aria aperta. Faccio parte di Yogafestival insieme a Lam, Virginia, Andrea organizziamo il festival dello yoga a Firenze insieme a tanti altri meravigliosi insegnanti e operatori.

Respirare , ascoltare , ritrovarsi dovrebbe essere la priorità nella pratica yoga.

Sto scrivendo un libro più completo sullo Yoga che troverete presto e dei corsi video con lezioni specifiche sui saluti al sole.

La pratica yoga mi ha dato molto e spero vivamente di poterlo trasferire a chi ne ha bisogno. Questa pratica è un tesoro per tutti noi , specialmente nel periodo che stiamo vivendo .

Ringrazio tutti coloro che hanno praticato con me fino a ora,
insegnanti e allievi, ognuno ha lasciato il segno .
Indelebile perchè ogni volta si impara qualcosa.